Ergebnisse der Anatomie und Entwicklungsgeschichte

Advances in Anatomy, Embryology and Cell Biology

Revues d'anatomie et de morphologie expérimentale

43 · 2

Editores

A. Brodal, Oslo · W. Hild, Galveston · R. Ortmann, Köln

T. H. Schiebler, Würzburg · G. Töndury, Zürich · E. Wolff, Paris

H.-D. Hiersche

Funktionelle Morphologie des fetalen und kindlichen cervicalen Drüsenfeldes im Uterus

Mit 27 Abbildungen

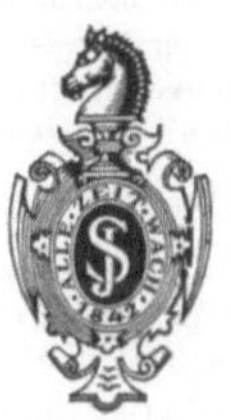

Springer-Verlag Berlin Heidelberg GmbH 1970

Priv.-Doz. Dr. H.-D. Hiersche
Universitäts-Frauenklinik
6500 Mainz, Langenbeckstraße 1

ISBN 978-3-662-23672-7   ISBN 978-3-662-25758-6 (eBook)
DOI 10.1007/978-3-662-25758-6

Inhalt

I. Einleitung

Das Endometrium cervicis uteri entwickelt sich aus dem mittleren Anteil der vereinigten Müllerschen Gänge, dem Utero-Vaginal-Kanal (Nagel, 1889, 1894; Vilas, 1933; Grosser, 1953; Gögl u. Lang, 1955, Watzka, 1961). Felix (1911) konnte schon bei 15 cm langen Feten 3 Abschnitte im Utero-Vaginal-Kanal unterscheiden: einen oberen hohlen Bereich mit einschichtigem Cylinderepithel, aus dem das Corpus gebildet wird, einen mittleren gleichfalls hohlen Bereich mit mehrschichtigem Cylinderepithel als Mutterboden der Cervix uteri und einen unteren, soliden Abschnitt mit mehrschichtigem Plattenepithel; hieraus entwickeln sich Portio und zumindest die oberen Anteile der Vagina (Forsberg, 1963, 1965). Diese heute weitgehend anerkannte Ansicht über die Entstehung der Cervixschleimhaut aus dem Müllerschen Epithel wird von Fluhmann (1957, 1961) angezweifelt. Er ist der Meinung, daß die Cervixepithelien rein entodermalen Ursprungs sind und sich aus den Endothelien des Sinus urogenitalis entwickeln, die nach cranial wachsend Scheiden- und Cervixepithel bilden. Gegen diese Anschauung bringt jedoch McKelvey (1957) Bedenken vor. Tatsächlich erklärt die Fluhmannsche Theorie nicht die normale cervicale Epithelauskleidung bei Anlagestörungen im Sinusbereich. Auch die histologischen Befunde von Wilson (1957) an frühkindlichen Cervixcarcinomen und eigene histochemische Untersuchungen an Neoplasmata der Vagina (Hiersche, 1964; Hiersche u. Strauss, 1968) sprechen gegen die Fluhmannsche Auffassung. So war es uns möglich, im Scheidenbereich drüsenbildende Tumoren mit cervicaler, isthmischer und corporaler Differenzierung zu beobachten, die wir von Resten der Müllerschen Gänge ableiten möchten.

Der fetale Uterus wächst nach älteren (Ljubetzki, 1901; Gundobin, 1912; Scammon, 1926) und neueren (Fluhmann, 1961; Peter u. Veselý, 1966) Untersuchungen bis zum 7. Fetalmonat isometrisch. Danach soll eine positive Allometrie des Organs eintreten. Dieser enorme, vorwiegend die Cervix betreffende Wachstumsschub des Uterus ist so erheblich, daß das Organ bei der Geburt größer beschrieben wird als in den folgenden 10 Lebensjahren (Schröder, 1930; Philipp, 1938; Fluhmann, 1961; Peter u. Veselý, 1966).

Postpartum wird eine Größenabnahme des Organs beschrieben, die von einer Zunahme in der Prämenarche abgelöst werden soll (Ljubetzki, 1901; Gundobin, 1912; Fluhmann, 1961; Hamperl, 1965a, b; Peter u. Veselý, 1966). Leider reicht das Material von Ljubetzki und von Gundobin für eine statistische Überprüfung nicht aus. Scammon beschränkt sich auf den Zeitraum vom 3.—4. Fetalmonat bis ca. zum 1. Lebensjahr. Interessant ist bei seinen Untersuchungen, daß die positive Allometrie im 8. Lunarmonat abnehmen soll, um danach wieder bis zur Geburt deutlich zu werden. Weiterhin meint der Autor, daß die postpartale Größenabnahme in der 3. Lebenswoche beendet sei und danach bis ca. zum 1. Lebensjahr ein Längenwachstum des Uterus einzutreten scheine. Auch Scammon führte keine statistische Testung seiner Befunde durch. Fluhmann

(1961) sowie Peter u. Veselý (1966) machen keine Angaben über die Fallzahl, die ihren Untersuchungen zugrunde liegt.

Neue Untersuchungen von Hamperl (1958, 1961, 1965a, b) u.a. haben gezeigt, daß die Gebärmutter auch in der Säuglings- und Kindheitsperiode einer weiteren Involution unterliegt, die vorwiegend die Cervix betrifft. Erst mit der Menarche vergrößert sich der Uterus wieder und hierbei der corporale Anteil stärker als der cervicale. Auf diese Weise nimmt der Uterus Sanduhrform an.

Auch im mikroskopischen Bereich unterliegt die Cervix während der Fetalzeit, Neugeborenenperiode und Kindheit erheblichen morphologischen Veränderungen (Gruenagel, 1957, Hamperl et al., 1958; Ober et al., 1958; Schneppenheim et al., 1958; Fluhmann, 1961; Hamperl 1961, 1965a, b; Peter u. Veselý, 1966). Bis zum 7. Monat besteht die Auskleidung des Cervicalkanales aus einschichtigen bis mehrreihigen kubischen Epithelien. Danach soll das Epithel einschichtig und zylindrisch werden und einen basal-, später mittelständigen Kern aufweisen. Gleichzeitig sprossen Rugae. Gruenagel (1957) und Fluhmann (1961) sahen in den zylindrischen bis hochzylindrischen Zellen PAS- und Alcianblau-positive Granula, ohne auf diesen Befund näher einzugehen. Am 3. Tage post partum wird eine cervicale „Schleimhautrückbildung" und Involution der Rugae beschrieben, die nach 14—30 Tagen abgeschlossen sein soll (Gruenagel, 1957). Gleichzeitig werden die Drüsenzellen kubisch und zeigen einen basalständigen rechteckigen bis ovalen Kern. Andererseits beobachtete Philipp (1938) keine postpartale Schleimhautatrophie, sondern eine echte Desquamation des Endometrium cervicis. Sjövall (1938) ist schließlich der Meinung, daß das Endometrium cervicis in der 1. Lebenswoche Zeichen der Proliferation aufweist. Alle Untersucher sind sich aber darüber einig, daß das Endometrium cervicis in der Säuglingsperiode und Kindheit praktisch atrophisch ist. Erst in der Menarche findet man nach den vorliegenden Angaben im Cervixbereich eine zunehmende Aktivität mit Ausbildung eines histologischen Bildes, wie es in der Präpartalzeit beschrieben wurde.

Funktionelle morphologische Studien am Endometrium cervicis liegen bislang nicht vor. Es soll daher die Aufgabe dieser Arbeit sein, durch morphologische Untersuchungen, qualitative und quantitative histochemische sowie karyometrische Studien und die Beurteilung des Histospodogramms *Einblicke in die Aktivität des cervicalen Drüsenfeldes* zu bekommen.

II. Material

Zur Untersuchung gelangten 236 Uteri[1] vom 4. Fetalmonat bis zum 11. Lebensjahr bislang nicht menstruierender Mädchen. Um eine gleichartige Fixierung zu gewährleisten, wurde das Material nach der Präparation sofort in 10%iges neutrales Formalin gebracht.

---

1 Dieses große Material stand mir nur durch die Unterstützung der Direktoren und ihrer Mitarbeiter vieler Frauenkliniken sowie pathologischer und gerichtsmedizinischer Institute zur Verfügung. Ich danke den Herren Prof. Dr. Becker, Pathologisches Institut der Städt. Krankenanstalten Karlsruhe, jetzt Freie Universität Berlin, Prof. Dr. Bredt, Pathologisches Institut der Universität Mainz, Prof. Dr. Dhom, Pathologisches Institut der Universität des Saarlandes, Prof. Dr. Diezel, Pathologisches Institut der Städt. Krankenanstalten Pforzheim, Prof. Dr. Doerr, Pathologisches Institut der Universität Heidelberg, Prof. Dr. Dotzauer, Gerichtsmedizinisches Institut der Universität Köln, Prof. Dr. Friedberg, Frauenklinik der Universität Mainz, Prof. Dr. Gerchow, Gerichtsmedizinisches Institut der Universität Frank-

Tabelle 1. *Angaben in Zentimetern über Körper- und Sondenlänge der zur Untersuchung gelangten 108 präpartalen Fälle*

Körper-länge	Sonden-länge	Körper-länge	Sonden-länge	Körper-länge	Sonden-länge
16	0,6	34	1,3	47	27
16	0,7	34	1,4	47	29
16	0,7	35	1,3	47	34
17	0,7	35	1,4	47	3,5
18	0,6	35	1,4	48	2,9
18	0,7	35	1,9	48	3,0
18	0,8	35	1,9	48	3,0
19	0,6	36	1,6	48	3,2
20	0,6	36	1,7	48	3,2
20	0,8	36	1,9	49	2,5
21	0,6	38	1,7	49	3,2
21	0,7	38	1,9	49	3,6
21	0,7	38	2,0	49	3,6
21	0,8	39	1,7	50	3,1
22	0,6	39	1,7	50	3,2
22	0,7	39	1,9	50	3,3
22	0,9	40	1,8	50	3,4
23	0,8	40	2,0	50	3,4
23	0,9	40	2,0	50	3,6
24	0,6	40	2,0	50	3,7
24	0,7	40	2,3	51	3,5
24	0,7	41	2,2	51	3,6
24	0,8	42	2,5	51	4,1
24	1,0	43	2,1	51	4,2
25	0,9	44	3,0	52	3,5
26	0,7	45	2,4	52	3,8
26	0,9	45	2,5	52	3,9
26	1,1	45	2,6	52	4,1
28	0,8	45	2,7	53	3,0
30	0,7	45	2,7	53	3,6
30	1,2	45	2,8	53	4,3
32	1,2	45	3,5	54	2,9
32	1,3	46	2,7	54	4,1
32	1,3	46	2,9	54	4,1
32	1,4	46	3,0	56	4,0
33	1,4	46	3,3	58	4,0

Nach scharfer Auslese aller Fälle, die im Bereiche der Ovarien, Tuben oder des Uterus makroskopisch oder mikroskopisch postmortale Veränderungen aufwiesen, wurden *insgesamt 205 Fälle* beurteilt. Ihre Verteilung über den interessierenden Zeitraum ergibt sich aus Tabelle 1 und 2. Bei allen zur Untersuchung gelangten Uteri wurde die Sondenlänge (SL) bestimmt

furt, Prof. Dr. Helbing, Frauenklinik der Universität Halle, Prof. Dr. Janssen, Gerichtsmedizinisches Institut der Universität Hamburg, Prof. Dr. Lennert, Pathologisches Institut der Universität Kiel, Prof. Dr. Mueller, Gerichtsmedizinisches Institut der Universität Heidelberg, Prof. Dr. Müller, Pathologisches Institut der Universität Erlangen, Prof. Dr. Rotter, Pathologisches Institut der Universität Frankfurt, Prof. Dr. Schallok, Pathologisches Institut des Klinikum II in Mannheim der Universität Heidelberg, Prof. Dr. Schopper, Pathologisches Institut der Städt. Krankenanstalten Darmstadt, Prof. Dr. Szontagh, Frauenklinik der Universität Szeged (Ungarn), Prof. Dr. Zollinger, Pathologisches Institut der Universität Freiburg, jetzt Basel (Schweiz).

Tabelle 2. *Angaben in Zentimetern über Körper- und Sondenlänge der zur Untersuchung gelangten 97 postpartalen Fälle*

Körper- länge	Sonden- länge	Körper- länge	Sonden- länge	Körper- länge	Sonden- länge
48	3,4	65	2,6	94	2,8
48	3,8	65	2,7	95	2,0
49	2,7	66	2,2	95	2,4
49	3,2	66	2,7	96	2,3
49	3,5	67	2,2	98	2,2
50	2,4	67	2,4	100	2,3
50	2,7	68	2,1	100	2,3
50	2,8	68	2,3	100	2,4
50	3,0	68	2,4	100	2,5
50	3,6	68	2,4	104	2,0
50	3,9	68	2,6	105	2,3
52	3,3	69	2,4	105	2,5
52	3,4	70	2,1	107	2,2
53	2,3	70	2,5	107	2,9
53	2,8	72	2,2	113	3,1
53	3,1	72	2,4	115	2,2
54	3,1	72	2,8	115	2,4
55	2,5	73	2,2	115	2,6
55	3,4	74	2,7	115	2,8
57	2,1	75	2,2	125	2,4
57	2,6	75	2,4	125	2,6
58	2,6	77	2,6	128	3,6
59	2,6	78	2,3	130	3,1
60	2,8	79	2,6	131	2,1
60	3,0	80	2,0	132	2,6
61	2,9	80	2,2	141	3,1
62	2,1	81	1,6	142	3,3
62	2,2	85	2,1	148	40
63	2,5	86	2,6	150	4,2
63	2,5	87	2,4	150	4,4
63	2,5	87	2,5	153	5,3
63	2,7	91	2,3		
65	2,6	92	2,9		

und zur Körperlänge (KL) ins Verhältnis gesetzt. Unsere allometrischen Vorstudien am fetalen, neonatalen und adoleszenten Uterus (Hiersche, Fassl und Martin, 1969) zeigten, daß das Uteruswachstum nicht mit der einfachen allometrischen Formel $y = b \cdot x^{\alpha}$ zu charakterisieren ist. Vielmehr fand sich eine vom 6. Fetalmonat bis zur Geburt anhaltende positive Allometrie, der postpartal eine absolute Größenabnahme des Organs folgt. Diese Enantiometrie hält bis zu einer KL von 75 cm, d.h. praktisch bis zum Ende des 1. Lebensjahres an. Danach zeigt der Uterus bei allometrischen Untersuchungen kein Wachstum bis zu einer KL von ca. 115 cm. Erst bei einer KL von 125 cm, d.h. nach dem 7. Lebensjahr, findet man eine negative Allometrie.

Die Einteilung unseres Materials richtete sich nach dem Lebensalter. Post partum war dieses sehr korrekt anzugeben. Dagegen gestaltete sich die Unterteilung der Fetalperiode in Zeiteinheiten schwierig, da uns der genaue Konzeptionstermin nicht bekannt war und Angaben über die letzte Periode nur mit Vorbehalt verwandt werden konnten. Sicher ist dagegen die Beziehung zwischen Lebensalter und Körperlänge, die von Ahlfeld u. Haase beschrieben und erneut von Arey (1949) bestätigt wurde. Hiernach ist die Scheitel-Fersen-Länge ein indirektes, weitgehend exaktes Zeitmaß für die intrauterinen Lebensphasen (Podleschka, 1966).

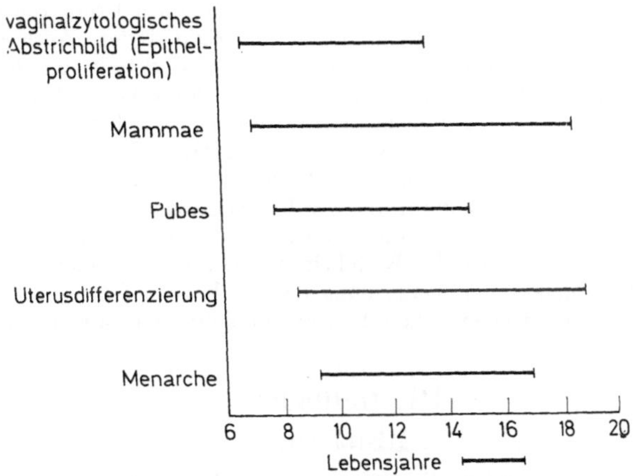

Abb. 1. Beginn, Verlauf und Entwicklungsabschluß der genitalen Reifezeichen (in Anlehnung an Luksch, Mandausová u. Reisenauer)

Da die Cervix uteri gemäß obiger Ausführung innerhalb der Fetalzeit rasch zunehmende makroskopische und mikroskopische Veränderungen durchmacht, haben wir die Unterteilung in dieser Periode recht eng gewählt:

Gruppe 0	<31 cm KL
Gruppe I	31—35 cm KL
Gruppe II	36—40 cm KL
Gruppe III	41—45 cm KL
Gruppe IV	46—50 cm KL
Gruppe V	>51 cm KL

Somit umfaßt die Gruppe 0 Feten vor und um den 6. Lunarmonat, die Gruppe I solche vom 7., Gruppe II des 8., Gruppe III des 9., Gruppe IV des 10. Schwangerschaftsmonats. — Bewußt wurde darüber hinaus eine Gruppe V gebildet, um festzustellen, ob die gegenüber der Vorgruppe vergrößerte KL und SL mit unterschiedlichen Funktionszuständen im cervicalen Drüsenfeld verbunden sind.

Hieran schließt sich die Neugeborenenperiode, in der eine schon makroskopisch sichtbare Umbildung der Cervix uteri stattfindet. Sie soll im Cervixbereich nach längstens 20 Tagen abgeschlossen sein (Philipp, 1938; Sjövall, 1938), weswegen wir in Gruppe VI Reifgeborene zusammenfaßten, die in der Zeit vom 3.—21. Lebenstag ad exitum kamen. Diese physiologisch und anatomisch faßbare Neugeborenenperiode wird von einer Ruheperiode der kindlichen Genitalorgane (Peter u. Veselý, 1966) abgelöst. Diese haben wir in die Gruppe VII (22. Lebenstag bis 6. Lebensmonat), VIII ($>$6.—12. Lebensmonat) und IX ($>$1.—7. Lebensjahr) unterteilt. Aus den graphisch dargestellten Untersuchungsergebnissen von Luksch et al. (1966) (Abb. 1) ist ersichtlich, daß die Menarche als letztes Zeichen der geschlechtlichen Reifung heranwachsender Mädchen auftritt. Bis zu 3 Jahren vorher zeigt jedoch schon der Vaginalausstrich hormonal bedingte, an Kastratinnen experimentell reproduzierbare Zeichen der Proliferation. Ergänzend zeigen Hormonanalysen, daß schon um das 7. Lebensjahr der Oestrogentiter im Blut heranwachsender Mädchen steigt (Diczfalusy u. Lauritzen, 1961). Darüber hinaus kamen Luksch u. Mitarb. (1966) aufgrund ihrer Studien am menschlichen Uterus zu dem Ergebnis, daß eine erneute Uterusdifferenzierung in der Prämenarche um das 8. Lebensjahr einsetzt. Es wurde daher eine Gruppe X für das $>$7.—11. Lebensjahr gebildet. Somit wurde die Postpartalzeit in die nachfolgenden Gruppen aufgeteilt:

Gruppe VI	4.—21. Lebenstag
Gruppe VII	22. Lebenstag bis 6. Lebensmonat
Gruppe VIII	$>$6.—12. Lebensmonat
Gruppe	$>$1.—7. Lebensjahr
Gruppe X	$>$7.—11. Lebensjahr

Jede Gruppe wurde mit den jeweils ersten 6 eingegangenen Uteri, die keine postmortalen Veränderungen aufwiesen, besetzt. Damit wurde eine weitere Auslese des zur Verfügung stehenden Materials vermieden. Die einheitliche Fixierung in 10%igem Formol gestattete die Verwendung des gesamten Materials für karyometrische, spodographische und viele histochemische Untersuchungen. Für spezielle histochemische Fragestellungen wurden von nicht vorfixierten Uteri Kryostatschnitte angefertigt. In einzelnen Fällen fixierten wir zur Klärung kohlenhydrathistochemischer Probleme die Uteri bei —4° C in Alkohol. Für die histochemischen Untersuchungen und die Veraschungen wurden 5 μ, für die karyometrischen Studien 30 μ dicke Schnitte angefertigt. Stets wurde der gesamte Uterus fixiert, geschnitten und untersucht. Trotz der Kleinheit des Organs, insbesondere in der frühen Fetalzeit, konnten Kernmessungen, Beurteilung des Kalkaschebildes und die wesentlichen eiweiß- und kohlenhydrathistochemischen Untersuchungen stets an einem Organ durchgeführt werden.

III. Methoden
1. Histochemie

Ziel unserer histochemischen Bemühungen ist die Aufklärung des chemischen Aufbaus von Zell- und Gewebsstrukturen. Gegenüber den chemisch-analytischen Methoden erlaubt sie stets eine histologische Lokalisierung. Sie ist somit das funktionelle Äquivalent der statischen Morphologie.

Die Cylinderzellen des cervicalen Drüsenfeldes zeigen apokrine Sekretion. Nach Ausstoßung ihres Sekretes können diese Zellen allgemein in einen indifferenten Zustand übergehen, aber auch eine Umdifferenzierung z.B. in Flimmerzellen erfahren (Watzka, 1932, 1955). Die sekretorische Aktivität, die ein Zusammenspiel von Kern, endoplasmatischem Reticulum, Mitochondrien und Golgi-Apparat erforderlich macht (Hirsch, 1955; Watzka, 1955), ist daher an Schleimgehalt und -zusammensetzung sowie der Sekretausschleusung bzw. -abschnürung ablesbar.

Um eine möglichst exakte quantitative und qualitative Aussage über den Cervixschleim machen zu können, wurden neben dem einfachen H.E.-Präparat nachfolgende histochemischen Färbungen und Reaktionen herangezogen.

1. Die klassische PAS-Reaktion (PAS) (McManus, 1948; Hotchkiss, 1948; Lipp, 1954; Pearse, 1961). Das Schiffsche Reagens wurde nach den Angaben von Graumann (1952/53) hergestellt.

2. PAS-Reaktion ohne Vorbehandlung mit HJO_4 zum Ausschluß freier Aldehyde.

3. PAS-Reaktion nach Acetylierung bzw. Acetylierung und Verseifung (McManus u. Cason, 1950) nach den Angaben von Pearse (1961) zur Abtrennung unsubstituierter Glykolgruppen von reaktionsfähigen Aminoalkoholen.

Um keinen falsch-negativen Glykogennachweis zu führen, wurden die nachfolgenden Färbungen nicht nur am Paraffinschnitt nach Formalinfixierung, sondern auch in jeder Gruppe an Kontrollpräparaten nach Alkoholfixierung bzw. am einfachen Kryostatschnitt durchgeführt.

4. Carminfärbung nach Best (Romeis, 1948) mit und ohne Glykolyse durch Diastase- bzw. Speicheleinwirkung.

5. Chromsäure-Oxydationstechnik nach Bauer (Romeis, 1968) mit und ohne Glykogenolyse. Kontrollpräparate ohne Einwirkung von Chromsäure bei sonst typischem Vorgehen sind zum Ausschluß freier Aldehyde erforderlich.

6. Jodreaktion (Mancini, 1944, 1948). Die relative Spezifität dieser Methode wurde durch Moricard (1966) für Glykogen bestätigt. Es werden jedoch in geringem Maße auch noch Amyloid, Chitin, Lecithin und einzelne Eiweißmoleküle erfaßt.

Alle 3 Methoden zusammen einschließlich ihrer Nebenreaktionen erlauben zumindest am Kryostatschnitt eine exakte Aussage über den Glykogengehalt des Gewebes. Als Kontrollgewebe für alle Glykogenfärbungen wurde Scheidenhaut verwandt.

Von den verbliebenen mit der PAS-Reaktion erfaßbaren Glyko- und Mucoproteiden sowie neutralen und sauren Mucopolysacchariden sind letztere durch nachfolgende histochemische Methoden herausdifferenzierbar.

7. Basophilie (Loeb, 1924; Pischinger, 1926; Zusammenfassung: Gedigk, 1952). Gemäß den Angaben von Pearse (1961) bestimmten wir die Basophilie nicht über den spektrophotometrisch erfaßbaren isoelektrischen Punkt, sondern nach demjenigen pH, bei dem nach Ribonucleaseeinwirkung (Ribonuclease reinst „Hoechst") eine Methylenblaubindung gerade nicht mehr nachweisbar war. Als Puffer verwandten wir Veronal (pH 2—9).

8. Alcianblaufärbung (AB) in saurem Milieu in der Modifikation von Lison (1954).

In formalinfixiertem Material färbt Alcianblau nur Sulfat- und Carboxylgruppen (Pearse, 1961). Die Phosphatgruppen der DNS werden hierbei nicht erfaßt.

9. Kombinierte Alcianblau-PAS-Reaktion (AB-PAS) nach Runge, Ebner u. Lindenschmidt (1956) zur gleichzeitigen Darstellung saurer und neutraler Mucopolysaccharide, Glyko- und Mucoproteide.

Eine weitere Differenzierung der sauren Mucopolysaccharide in —COOH- bzw. —SO$_3$H-haltige wurde durch nachfolgende Reaktionen durchgeführt:

10. Aldehydfuchsinfärbung (AF) (Gomori, 1950), deren Spezifität für —SO$_3$H-Gruppen durch die histochemischen Untersuchungen von Scott u. Clayton (1953), Strauss (1963) und neue Studien mit Isotopen (Moricard u. Moricard, 1960) festgestellt wurde. Gleichfalls reagierende freie Aldehyde bzw. Proteine mit SH- und SS-Gruppen müssen vorher ausgeschlossen werden. Die zur Verstärkung der Färbung empfohlene vorherige Gewebsoxydation geht auf Kosten der Spezifität (Strauss, 1963) und wurde von uns nicht durchgeführt.

11. Alcianblau nach Methylierung und Verseifung (ABmv) zur Differenzierung der COOH-Gruppen (Zusammenfassung bei Geyer, 1961).

12. Kombinierte Alcianblau-Alciangelb-Reaktion (AB-AG) zur gleichzeitigen Darstellung von —SO$_3$H- und —COOH-Gruppen (Ravetto, 1963).

13. Sialinsäurenachweis. Die Spezifität der Methode wird erst durch den negativen Ausfall nach Einwirkung von Neuraminidase ermöglicht (Gottschalk, 1960; Geyer, 1961). Wegen der ungewöhnlich großen Löslichkeit der Sialinsäure wurden die Untersuchungen am formalinfixierten Präparat und an Kryostatschnitten durchgeführt. Der gebildete Farbkomplex ist sehr instabil; das histologische Präparat wurde daher sofort beurteilt.

Formol leistet einer Substratextraktion Vorschub und kann eine zum Teil irreversible Blockade reaktiver Radikale bewirken (French u. Edsall, 1945). Schließlich können bei Formalinfixierung labile Proteine durch eine mögliche Ameisensäurebildung hydrolysiert werden (Pearse, 1961, Kiszély u. Pósalaky, 1964). Daher führten wir die nachfolgenden Untersuchungen nicht nur an dem in Tabelle 3 und 4 aufgeführten formalinfixierten Material, sondern in jeder Gruppe auch an unvorbehandelten Kryostatschnitten durch.

14. Ninhydrin-Schiff-Reaktion (NHS) (Yasuma u. Ichikawa, 1953) nach den Angaben von Pearse (1961) zum Nachweis proteingebundener reagibler NH$_2$-Gruppen. Kontrollschnitte ohne Ninhydrineinwirkung wurden zum Ausschluß freier Aldehyde angefertigt.

15. Hydroxynaphthaldehyd-Reaktion (HNA) nach den Angaben von Pearse (1961) zur Darstellung proteingebundener reaktionsfähiger NH$_2$-Gruppen. Der 3-Hydroxy-2-Naphthaldehyd wurde nach den Angaben von Pearse (1961) hergestellt.

16. Gekoppelte Tetrazoniumreaktion (GTR) nach den Angaben von Pearse (1961) zum allgemeinen Nachweis von Proteinen. Im Gegensatz zu der Meinung von Danielli (1947), die auch heute noch mehrfach vertreten wird (Lipp, 1955), verbindet sich das bis-Diazoniumsalz nicht nur mit der Phenolgruppe des Tyrosin, der Indolgruppe des Tryptophan und der heterocyclischen Imidazolgruppe des Histidin zu Azoderivaten. Sie kann in einem zweiten Reaktionsablauf auch andere Aminosäuren zur Darstellung bringen, so daß sie als Gruppenreaktion für Proteine ohne einheitliche Reaktionsgruppen zu bewerten ist (Pearse, 1961; Kiszély u. Pósalaky, 1964). Die Darstellung von Purin- und Pyrimidingruppen in Nucleinsäuren (Danielli, 1947) durch die GTR ist zumindest umstritten (Lipp, 1955).

Eine weitere Auftrennung der Aminosäuren wurde durch die nachfolgenden Reaktionen angestrebt.

17. Millonsche Reaktion zur Darstellung von Tyrosin in der Modifikation von Baker (1944, 1947) nach den Angaben von Pearse (1961).

H.-D. Hiersche:

Tabelle 3

unterer CK — Schleimgeh. im histochem. Präparat (PAS / AF / ABmv) · TGZ-Kerngröße

Gruppe	Fall	KL	SL	PAS ++	PAS +	PAS Ø	AF ++	AF +	AF Ø	ABmv ++	ABmv +	ABmv Ø	Mittelw.	St.Abw.
0	1	26	0,7	0	0	100	0	0	100	0	0	100	13,4025	1,6021
	2	28	0,8	0	0	100	0	0	100	0	0	100	17,3400	1,6632
	3	26	0,8	0	0	100	0	0	100	0	0	100	13,0425	2,4208
	4	24	0,6	0	0	100	0	0	100	0	0	100	12,3175	1,6056
	5	30	0,7	0	0	100	0	0	100	0	0	100	12,7500	1,5258
	6	26	0,8	0	0	100	0	0	100	0	0	100	13,2275	1,4632
I	1	35	1,4	4	9	87	3	6	91	0	0	100	23,1025	2,0005
	2	32	1,3	0	0	100	0	0	100	0	0	100	23,6250	1,8351
	3	34	1,3	2	12	86	0	7	93	0	0	100	21,7900	2,0704
	4	34	1,4	0	12	88	2	14	84	0	0	100	22,4300	1,8202
	5	32	1,5	0	7	93	0	6	94	0	0	100	22,6350	1,8682
	6	35	1,9	2	14	84	0	11	89	0	6	94	24,2775	2,1181
II	1	38	1,9	5	17	78	4	14	82	3	11	86	22,4700	2,0357
	2	39	1,7	7	30	63	4	12	84	2	8	90	23,1175	2,2194
	3	38	2,0	5	21	74	4	18	78	0	0	100	20,2800	1,7519
	4	40	2,0	7	42	51	7	39	54	0	0	100	18,4775	1,8569
	5	38	1,7	0	0	100	0	0	100	0	0	100	17,5575	1,6396
	6	40	1,8	11	68	21	8	70	22	10	38	52	19,6125	2,2449
III	1	42	2,9	86	13	1	88	12	0	62	38	0	23,3475	2,1161
	2	45	2,7	74	18	8	72	17	11	72	17	11	24,9200	1,8499
	3	44	3,0	51	36	13	54	35	11	11	36	53	30,4550	2,6411
	4	45	2,6	65	30	5	41	56	3	37	50	13	27,0725	6,9367
	5	45	2,7	86	8	6	82	11	7	54	35	11	24,9075	2,0808
	6	41	2,2	85	6	9	61	22	17	6	6	88	17,9225	2,0753
IV	1	49	3,2	90	8	2	96	3	1	83	11	6	29,1000	2,9131
	2	50	3,1	95	3	2	100	0	0	94	4	2	27,7175	2,3572
	3	48	3,2	94	4	2	90	7	3	84	12	4	27,9875	1,8182
	4	49	3,6	89	7	4	92	6	2	95	5	0	27,5525	2,1256
	5	46	3,3	97	3	0	98	0	2	98	0	2	27,9850	2,2242
	6	50	3,4	94	6	0	93	7	0	85	5	10	29,0950	2,7540
V	1	53	3,6	86	10	4	81	16	3	78	16	6	27,3525	1,9358
	2	56	4,0	87	12	1	88	11	1	78	16	6	19,4600	2,6421
	3	51	3,5	97	2	1	91	9	0	74	16	10	28,2700	3,7131
	4	51	3,6	88	8	4	84	10	6	64	25	11	30,2525	3,5987
	5	52	3,9	89	6	5	92	4	4	82	4	14	22,0275	2,5987
	6	52	3,8	100	0	0	100	0	0	77	8	15	26,1825	4,8510

oberer CK — Schleimgeh. im histochem. Präparat (PAS / AF / ABmv) · TGZ-Kerngröße

Gruppe	Fall	PAS ++	PAS +	PAS Ø	AF ++	AF +	AF Ø	ABmv ++	ABmv +	ABmv Ø	Mittelw.	St.Abw.
0	1	0	0	100	0	0	100	0	0	100	12,2225	1,5840
	2	0	0	100	0	0	100	0	0	100	10,5800	1,2092
	3	0	0	100	0	0	100	0	0	100	11,9875	2,2281
	4	0	0	100	0	0	100	0	0	100	8,9600	1,2835
	5	0	0	100	0	0	100	0	0	100	11,3700	1,4010
	6	0	0	100	0	0	100	0	0	100	10,9625	1,3418
I	1	0	0	100	0	0	100	0	0	100	15,3325	1,8856
	2	0	0	100	0	0	100	0	0	100	10,9700	1,8309
	3	0	0	100	0	0	100	0	0	100	12,8325	2,0833
	4	0	9	91	1	3	96	0	0	100	13,1700	2,3052
	5	0	0	100	0	0	100	0	0	100	12,8600	1,8985
	6	0	19	81	0	0	100	0	0	100	13,2950	2,4633
II	1	0	6	94	0	4	96	0	0	100	13,4425	1,9185
	2	0	0	100	0	0	100	0	0	100	13,0925	2,0443
	3	0	5	95	0	2	98	0	0	100	11,4975	1,5478
	4	3	7	90	0	6	94	0	0	100	18,2675	2,4973
	5	0	0	100	0	0	100	0	0	100	14,0950	1,9813
	6	8	36	56	6	42	52	9	0	91	18,4000	2,1590
III	1	49	44	7	16	66	18	16	65	19	15,8975	2,2145
	2	13	51	36	7	22	71	3	3	94	14,5950	2,2535
	3	22	55	23	24	55	21	2	47	51	16,7175	2,0168
	4	31	55	14	29	55	16	28	51	21	13,0050	1,9785
	5	73	17	10	74	17	9	51	31	18	18,5650	3,1671
	6	0	21	79	0	14	86	0	2	98	19,4850	2,4920
IV	1	91	8	1	87	10	3	80	15	5	19,6150	2,6616
	2	90	8	2	100	0	0	93	4	3	20,2500	2,2528
	3	93	7	0	87	11	2	79	17	4	19,8825	2,7996
	4	92	6	2	90	7	3	94	6	0	19,2975	2,5914
	5	100	0	0	100	0	0	97	0	3	17,8675	2,3577
	6	72	19	9	64	15	21	81	8	11	18,6625	2,6714
V	1	77	10	13	71	10	19	64	3	33	18,1875	2,1631
	2	79	17	4	74	23	3	53	16	31	19,0600	2,3183
	3	100	0	0	93	7	0	75	18	7	20,5750	2,3842
	4	73	17	10	74	17	9	51	39	10	22,2275	2,8321
	5	91	3	6	91	4	5	62	4	34	23,0650	2,6942
	6	100	0	0	95	5	0	52	13	35	21,0075	2,3951

Tabelle 4

unterer CK — Schleimgeh. im histochem. Präparat (PAS / AF / ABmv) · TGZ-Kerngröße

Gruppe	Fall	KL	SL	PAS ++	PAS +	PAS Ø	AF ++	AF +	AF Ø	ABmv ++	ABmv +	ABmv Ø	Mittelw.	St.Abw.
VI	1	53	3,1	91	9	0	94	6	0	36	59	5	22,3150	1,7459
	2	50	3,0	97	3	0	100	0	0	0	10	90	28,8625	2,5826
	3	52	3,3	54	39	7	53	39	8	14	44	42	26,1175	1,8377
	4	55	3,4	93	7	0	91	9	0	73	24	3	31,4725	2,7528
	5	54	3,1	70	30	0	81	19	0	36	59	5	28,2150	3,8773
	6	49	2,7	51	44	5	54	41	5	17	71	12	27,9950	2,2522
VII	1	57	2,6	92	7	1	93	6	1	82	15	3	26,6050	2,1083
	2	72	2,4	16	65	19	16	66	18	9	38	53	21,4375	1,6876
	3	61	2,9	15	65	20	17	62	21	10	33	57	22,5350	1,8404
	4	53	2,3	0	52	48	0	57	43	2	33	65	23,6950	3,3189
	5	55	2,5	5	87	8	3	86	11	1	38	61	25,6875	1,6467
	6	58	2,6	1	97	2	0	76	24	0	43	57	23,4100	1,6442
VIII	1	72	2,2	47	37	16	26	63	11	18	6	76	21,9975	1,8043
	2	73	2,2	44	39	17	40	39	21	39	17	44	21,8000	1,5151
	3	68	2,3	5	66	29	0	32	68	0	0	100	19,2525	1,4897
	4	68	2,4	96	4	0	70	25	5	54	39	7	19,3950	1,6479
	5	67	2,4	63	23	14	61	26	13	2	10	88	20,5700	3,8080
	6	66	2,2	90	10	0	94	6	0	82	18	0	21,0975	1,6628
IX	1	87	2,5	77	23	0	71	29	0	36	35	29	20,2575	1,6471
	2	85	2,1	77	23	0	64	36	0	69	27	4	19,2400	1,7791
	3	94	2,8	63	35	2	63	32	5	51	40	9	21,7125	1,7442
	4	98	2,2	17	42	41	9	37	54	5	14	81	21,2325	1,4555
	5	100	2,3	24	39	37	21	33	46	19	27	54	18,1150	2,2714
	6	79	2,6	68	23	9	63	29	8	59	24	17	20,7625	1,7446
X	1	125	2,4	79	12	9	78	12	10	79	11	10	20,6675	1,4254
	2	130	3,1	96	1	3	95	3	2	88	8	4	20,4750	1,9309
	3	142	3,3	96	4	0	93	7	0	68	18	14	20,8000	1,5002
	4	128	3,6	100	0	0	99	0	1	100	0	0	17,4800	1,5987
	5	131	2,1	95	3	2	96	2	2	98	1	1	16,2425	1,1883
	6	141	3,1	97	3	0	89	2	9	95	5	0	20,0125	2,6410

oberer CK — Schleimgeh. im histochem. Präparat (PAS / AF / ABmv) · TGZ-Kerngröße

Gruppe	Fall	PAS ++	PAS +	PAS Ø	AF ++	AF +	AF Ø	ABmv ++	ABmv +	ABmv Ø	Mittelw.	St.Abw.
VI	1	93	7	0	91	7	2	34	45	21	18,4125	2,0451
	2	74	24	2	78	20	2	0	0	100	19,7225	2,2789
	3	49	46	5	45	49	6	22	55	23	22,7750	2,4737
	4	51	40	9	41	44	15	18	63	19	20,5650	2,6473
	5	68	32	0	73	27	0	7	74	19	19,3950	2,1807
	6	53	40	7	44	49	7	14	63	23	18,1325	2,0062
VII	1	24	45	31	21	43	36	13	31	56	20,9875	2,4945
	2	9	40	51	5	42	53	2	29	69	18,3825	1,8987
	3	13	32	55	6	38	56	2	26	72	18,7900	1,6500
	4	0	31	69	1	23	76	1	22	77	15,8225	2,3780
	5	2	93	5	0	93	7	2	39	59	18,2075	2,1889
	6	0	81	19	0	72	28	1	48	51	17,9025	1,5888
VIII	1	22	50	28	16	64	20	0	0	100	18,1300	1,9163
	2	19	55	26	17	50	33	21	11	68	15,1275	1,5531
	3	0	19	81	0	18	82	0	0	100	13,4725	1,7354
	4	66	23	11	46	28	26	0	11	89	16,7350	2,1180
	5	32	52	16	34	52	14	0	0	100	16,3950	1,8089
	6	89	8	3	93	5	2	17	15	68	16,1900	2,0759
IX	1	16	72	12	13	66	21	13	27	60	17,0125	2,1374
	2	34	66	0	38	56	6	14	48	38	18,7075	1,0462
	3	54	42	4	56	37	7	54	39	7	19,1150	1,6639
	4	14	40	46	7	34	59	0	0	100	18,5075	1,7442
	5	16	43	41	24	35	41	3	8	89	14,7100	2,0014
	6	62	23	15	65	21	14	51	28	21	18,2650	1,8201
X	1	78	12	10	66	18	16	78	11	11	18,5350	1,8349
	2	94	3	3	89	7	4	83	8	9	16,6575	2,2276
	3	77	9	14	75	12	13	63	21	16	18,5100	2,0372
	4	98	0	2	98	0	2	100	0	0	15,4900	1,3691
	5	94	4	2	96	0	4	94	3	3	15,4800	6,0108
	6	93	5	2	91	6	3	91	5	4	20,1250	2,4132

18. DMAB-Nitrit-Reaktion zum Tryptophannachweis (Adams, 1957; Pearse, 1961). Da die DMAB-Reaktion auch Neuraminsäure erfassen kann, wurden Kontrollpräparate nach Neuraminidaseeinwirkung angefertigt.

19. Histidinnachweis nach Landing u. Hall (1956) in der Modifikation nach Bachmann u. Seitz (1961).

20. Arginindarstellung nach Sakaguchi (1925) in der Modifikation von Baker (1944, 1947) nach den Angaben von Pearse (1961). Formalin kann unter Einbeziehung der Guanidingruppe mit Arginin reagieren (Frieden, Dunn u. Coryell, 1943). Die Reaktion wurde daher stets am Kryostatmaterial durchgeführt, wenngleich Lison (1953) nach kräftigem Wässern des Präparates einen spezifischen Reaktionsausfall beschreibt. Da der gebildete Farbkomplex sehr instabil ist, wurde das Präparat sofort beurteilt.

21. DDD-Reaktion (Barnett u. Seligmann, 1953) nach den Angaben von Lipp (1954) zum Nachweis proteingebundener SH- und SS-Gruppen.

Auch Formol kann mit SH- und SS-Gruppen reagieren. Diese Bindung ist jedoch nicht irreversibel; die Formoleinwirkung darf jedoch nicht zu lange gedauert haben und die Präparate müssen intensiv mit Wasser gespült werden (Olcott u. Fraenkel-Conrat, 1947).

22. Metachromasie zur Darstellung hochpolymerer Substrate (Sylvén, 1954, 1958; Scheibe u. Zanker, 1958; Booij, 1958; Harms, 1965; Romhányi, 1963). — Für die Stabilisierung der planparallel angeordneten Farbmolekülassoziate (Polymerisate) sind interponierte Wassermoleküle als Puffer (Sheppard u. Geddes, 1944) oder Resonanzminderer (Bergeron u. Singer, 1958) erforderlich. Entwässerung der histologischen Schnitte, wie sie von Kramer u. Windrum (1955) empfohlen wird, rufen daher einen unkontrollierten Verlust der Metachromasie hervor, dessen Ausmaße von Einwirkungsdauer, Schnittdicke und chromotroper Substanz abhängig sind (Romhányi, 1963). — Zur Feststellung des Polymerisationsgrades der Schleimsubstanzen führten wir die metachromatische Reaktion ohne Alkoholeinwirkung in feuchtem Milieu (Michaelis, 1947; Michaelis u. Mitarb., 1945; Pearse, 1961; Kiszély u. Pósalaky, 1964) nach den Angaben von Pearse mit Toluidinblau durch. Noch feucht wurden die Schnitte mit Karion montiert.

2. Mikroveraschung

Die Veraschung aller organischen Substanzen in Zellen und Geweben ermöglicht eine topographische Bewertung der anorganischen Bestandteile. Die Methode wurde von Policard (1923a, b, 1930, 1931), Scott (1932) u. Liesegang (1940/1941a, b, c) in die Histochemie eingeführt. Neben topographischen Studien erlaubt das Spodogramm Aussagen über funktionelle Schwankungen anorganischer Substanzen. Dies gilt um so mehr, als bei der Veraschung Ionen zum Teil erst demaskiert werden (Zusammenfassung bei Hirsch, 1955; Hintzsche, 1956; Kruszynski, 1966). In diesem Zusammenhang kommt dem Calcium eine fundamentale Bedeutung zu, da es bei der Zelldifferenzierung und -funktionssteigerung intracellulär vermehrt ist (Policard u. Pillet, 1928; Horning u. Scott, 1932; Hintzsche, 1956). Insbesondere besteht ein direktes Verhältnis zwischen cellulärem RNS, P und Ca. Letzteres ist im Spodogramm als Oxyd bzw. Phosphat enthalten (Kruszynski, 1966). In besonderen Fällen findet man im Gewebe Zonen mit stärkster Aktivität erst im sog. Kalk-Aschebild. So ist das Portioepithel in allen Schichten fast gleichförmig aschehaltig; erst nach Untersuchungen am Kalk-Aschebild konnte u.a. Hintzsche (1956) das Stratum germinativum als einzige kernaschenreiche Zone darstellen.

Aufgrund der unterschiedlichen Löslichkeit einzelner Aschebestandteile konnte Schulz-Brauns (1929) eine Methode zum Nachweis des Calciums entwickeln. In dem so gewonnenen Kalkspodogramm sind nur noch weiße, schwer lösliche Ascheteilchen nachweisbar, während bläuliche Spuren ausgewaschen sind. Es wird angenommen, daß nur die schwer löslichen Salze im Gewebe eine solche Konzentration erreichen können, daß sie im Aschepräparat weiß erscheinen. Dagegen ist die bläuliche Asche durch feine Verteilung und geringe Konzentration der Salze bedingt. Die Methode von Schulz-Brauns wurde von Zinkant (1931), Eicken (1931) sowie Hintzsche (1956) als Calciumnachweis mit gutem Erfolg angewandt. Es ist jedoch zu erwarten, daß ein gewisser Teil des „Kalk-Asche-Bildes" schwerlösliche Salze des Mangan und Magnesium darstellt. Die Untersuchungen von Williamson u. Gulick (1944) zeigen jedoch, daß zumindest der Zellkern im Spodogramm fast ausschließlich aus Calciumsalzen besteht, die nach der Methode Schulz-Brauns nicht herausgelöst werden.

Auch nach den Angaben von Wepler (1935) und Kruszynski (1963, 1966) eignen sich formolfixierte Präparate zum Nachweis wasserunlöslicher anorganischer Salze am besten. Es wurde daher von jedem in den Tabellen 3 und 4 aufgeführten Fall ein entparaffinierter 5 μ dicker Schnitt in 60 min bei Luftzufuhr und einer Temperatur von 600° C verascht. Die Aschepräparate wurden nach der Methode Schulz-Brauns weiter bearbeitet und anschließend mit dem Phasenkontrastmikroskop untersucht. Dieses optische Verfahren ist der Betrachtung im Dunkelfeld überlegen, weil hydrierte Partikel im Dunkelfeld mehr Licht reflektieren als amorphe Asche, zurückgebliebene Aschekörnchen durch Nimbuseffekt vergrößert erscheinen und amorphe Asche in der Nähe hydrierter Teilchen unsichtbar werden kann (Kruszynski, 1966a, b)[2].

3. Karyometrie

Auf die Einheit von Struktur und Funktion wies insbesondere Hirsch (1955) bei seinen Studien über die „dynamische Morphologie" erneut hin. Hierbei kommt dem Kern aus biologischer Sicht (Watzka, 1955; Hirsch, 1955) und meßtechnischen Gründen (Zusammenfassung bei Linsbach, 1955; Witt, 1961, 1963; Weibel u. Elias, 1967; Haug, 1967; Wüstenfeld, 1967, 1968) eine besondere Bedeutung zu. Da die Funktionsänderung der Zelle mit einer Zu- bzw. Abnahme des Kerndurchmessers verbunden ist, erlaubt die Bestimmung der Kerngröße Einblicke in die Aktivität der Zellfunktion (Jakobj, 1925, 1931, 1935, 1948; Benninghoff, 1951; Krantz, 1951; Geitler, 1953; Eulig u. Mond, 1952/53; Watzka, 1955; Witt, 1961; Haug, 1967; Wüstenfeld, 1968). Die Kerngröße ist allerdings labil und ihre Variabilität von zahlreichen inneren und äußeren Faktoren wie Geschlecht, Brunst, Ernährungszustand usw. abhängig (Zusammenfassung: Krantz, 1951). Dennoch ist es möglich, bei einem weitgehend einheitlich aufgearbeiteten Material die Kernvergrößerung als Indicator für den Funktionszustand der Zelle zu verwenden. So wurde u.a. auch am Genitale, das einer hormonal definierbaren unterschiedlichen Belastung während des Lebens einer Frau unterliegt, dieser Zusammenhang für alle Organe — letztlich sogar für die Cervixschleimhaut in Form eines Dreiphasencyclus — bestätigt (Witt, 1961).

Vergleichende karyometrische Studien bei Feten, Adoleszenten und Adulten haben zu unterschiedlichen Ergebnissen geführt. Nach den bisherigen Untersuchungen an Leber, Hodenzwischenzellen und Spinalganglien haben Erwachsene größere Kernvolumina als der Fet oder das Neugeborene (Clara, 1928, 1930;

---

2 Ich danke Herrn Prof. Dr. Gedigk, Direktor des Pathologischen Institutes der Universität Marburg, jetzt Bonn, daß ich während meines Studienaufenthaltes in seinem Institut die Spodogramme anfertigen konnte.

Jakobj, 1931; Körner, 1937; Zusammenfassung bei Krantz, 1951). Im Gegensatz zu diesen Organen sollen die Kerne der Nierenhauptstückepithelien embryonal größer als beim Erwachsenen sein (Wermel u. Ignatjewa, 1932a, b; Krantz, 1951). Größere Embryonalkerne zeigen nach den Untersuchungen von Wermel und Ignatjewa (1932a, b) auch die Nebenniere des Menschen. Dagegen sollen die fetalen Kerne der äußeren und inneren Zone der Nebennierenrinde und des Markes beim Meerschweinchen kleiner sein als in der adulten Glomerulosa, Fasciculata bzw. Reticularis sowie des Markes (Wüstenfeld u. Kattner, 1968).

Unsere Vorstellungen von der funktionsabhängigen Kerngröße postmitotischer Zellen wird zum Teil durch ältere variationsstatistische Untersuchungen von Jakobj (1925, 1931, 1935, 1948) an Zellkernen gestützt, wenngleich das damals von ihm aufgestellte Gesetz vom rhythmischen Kernwachstum nach neuerer statistischer Überprüfung seiner (Jakobj, 1925) und anderer (Voss, 1928; Müller, 1937; Beams u. King, 1942) Befunde keine Allgemeingültigkeit hat.

Die Kernvergrößerung kann prinzipiell auf zwei Ursachen zurückgeführt werden. So geben die Untersuchungen von Geitler (1953) Hinweise dafür, daß sie durch eine sog. *„Endomitose"* bedingt ist. Seine Befunde werden durch die Untersuchungen von Grundmann (1954a, b) sowie von Grundmann u. Bach (1960) unter anderem durch DNS-Messungen an der Rattenleber bestätigt. Da die Polyploidie mit einer Kernvergrößerung einhergeht und außerdem Polyploidieformen bekannt sind, die nicht aus einem ganzzahligen Vielfachen des haploiden Satzes bestehen (Euploidie), sondern einer größeren oder kleineren Anzahl (Aneuploidie), was de Robertis, Nowinski u. Saez (1948) bewiesen, kann hieraus die Vielfalt der Kernklassen erklärt werden. Zu ähnlichen Ergebnissen kamen auch Linsbach (1955) und Naora (1955).

Neben dieser strukturbedingten Kernvergrößerung konnte Benninghoff (1951) eine reversible Form nachweisen, die wohl auf einen Flüssigkeitseinstrom in den Kern zurückzuführen ist. Benninghoff sprach deswegen vom *„funktionellen Kernödem"* und meint, daß „das Volumen eines Kernes von seinen Erlebnissen bestimmt ist". Für diese „Erlebnisse" sind außer den sekundären, die funktionsbestimmenden Faktoren, die primären Wachstumsverhältnisse von großer Bedeutung.

Auf die Notwendigkeit einer einheitlichen Fixierung als Voraussetzung karyometrischer Studien wiesen insbesondere Federlin u. Köster (1954), Diefenbach u. Federlin (1955) und Wüstenfeld (1955, 1956a, b, 1957, 1967, 1968) hin. Neben dem Fixierungsmittel beeinflussen Fixierungsbeginn und -dauer sowie Temperatur und Färbung die effektive Kerngröße. Bei entsprechenden Untersuchungen nach Langzeitfixierung bis zu 329 Std konnte Wüstenfeld (1957) zeigen, daß Formol die konstanteste und von Temperatur bzw. postmortalem Fixierungsbeginn kaum beeinflußbare Kernschrumpfung aufweist. Dagegen besteht insbesondere bei der Susa-Fixierung eine erhebliche Abhängigkeit der Kerngröße von diesen Faktoren. Die günstigsten Ergebnisse erhält man bei *sofortiger* Fixierung post mortem in Zenkerschem Gemisch. Da eine Organfixierung unmittelbar post mortem bei unserem Material verständlicherweise unmöglich war und unsere Untersuchungen aus Gründen der Asservierung und des Transportes nicht am Nativschnitt durchgeführt werden konnten, wählten wir die Formalinfixierung. Nur hierdurch waren vergleichbare Werte zu erwarten.

Die Messung von Kerngrößen kann direkt oder indirekt durchgeführt werden. Bei der direkten Methode wird der Kern an zwei senkrecht zueinander stehenden Durchmessern mit dem geeichten Okularmikrometer vermessen. Hierbei entspricht ein Teilstrich am Okularschraubenmikrometer einem in μ ausdrückbaren Realwert. Unterstellt man eine weitgehend kugelige Kernform, so kann das interessierende Volumen nach der Formel $V=4/3\ \pi\ r^3$ berechnet werden. Bei elliptischen Kernen wendet man die Formel $V=4/3\ \pi\ a\ b^2$ an. Eine größere, dem Formenreichtum der Kerne entsprechendere Meßsicherheit bildet die indirekte Karyometrie. Hierbei wird der größte Kernumfang über den Abbeschen Zeichenspiegel auf eine Unterlage projiziert und gezeichnet. Die Herstellung von Mikrophotogrammen anstelle der Zeichnung hat den Vorteil, ein großes Material rascher bearbeiten und Zeichenfehler ausschließen zu können. Dagegen ist die für die Kernmessung wichtige Einstellung des größten Kerndurchmessers jeder Zelle bei der Photographie unmöglich. Die Kerngröße wird beim indirekten Verfahren von der Fläche her bestimmt, die mit dem Polarplanimeter 3mal umfahren wird. Der ermittelte Nonius-Wert kann unter Berücksichtigung der Vergrößerung und der Fahrstabeinstellung in Realwerte umgerechnet werden (Voss, 1951/52). Bei seinen Berechnungen ging Voss (1928, 1951/52) noch von der Kreisform aus und kam, da $r=\sqrt{F/\pi}$ zu $V=4/3\ \pi\left(\dfrac{F}{r}\right)^3$. Hierbei wird die unregelmäßige Kernform auch nicht voll berücksichtigt, so daß Ungenauigkeiten auftreten.

Puff (1953) versuchte durch Verbindung beider Methoden und Berücksichtigung der Größe von Äquator- und Polkrümmung bessere Realwerte zu erhalten. Dafür entwickelte er die Formel: $V=\dfrac{0{,}8488\cdot F^2}{b}$. Sie leitet sich aus der Achsen-Inhaltsformel und der Flächenformel ab. Dabei bedeutet V das errechnete Volumen, F die planimetrierte Fläche, b den größten Durchmesser. Andere Untersucher verwerteten Fläche und Durchmesser der Kerne und ermittelten das Volumen mit der Formel $V=2/3\cdot F\cdot c$. Hierbei bedeutet c die Dicke des Kernes. Sie wird durch stufenweises Einstellen und Zeichnen der Kerne vom oberen zum unteren Pol in $2{,}5\ \mu$-Abständen ermittelt. Somit wird der Kerninhalt aus einer Summe von Cylinderinhalten berechnet. Es ist verständlich, daß sich dieses mühselige Verfahren nur für große Kerne, z.B. der motorischen Vorderhornzellen, eignet. Ergibt die Karyometrie große Durchmesserdifferenzen, so hat sich die Volumenbestimmung nach Puff (1953) noch am besten bewährt. Bei kleineren Differenzen oder gar runden Kernen sind direkte oder indirekte Methoden gleichwertig. Alle Verfahren erlauben jedoch naturgemäß nur Kernmessungen an einem relativ kleinen Material. Trotz aller methodischen Variationen und Ergänzungen ist die Karyometrie mit gewissen Fehlern behaftet, die bei der Beurteilung der gefundenen Werte berücksichtigt werden müssen. Neben dem Einfluß von Fixierungsmitteln auf die Kerngröße sind individuelle und Gerätefehler zu beachten. Erstere können nach Einarbeitung und Durchführung der Untersuchung durch *eine Person* weitestgehend vermieden werden. *Alle* der Karyometrie anhaftenden Mängel können aber bei Verwendung eines gleichartig vorbehandelten, von einem Untersucher mit einem Gerät bearbeiteten Materials so reduziert werden, daß eine statistische Aussage durchaus möglich und erlaubt ist (Tietze, Inthraphuvasak, Hiersche, 1970). Es wäre jedoch aufgrund der gemachten Einschränkungen empfehlenswert, nicht von Kernmessungen, sondern von Kerngrößenbestimmungen zu sprechen. Dabei muß berücksichtigt werden, daß die häufig noch durchgeführte Umrechnung in Kernvolumina den Meßfehler erheblich vergrößert. In neueren karyometrischen Studien (Witt, 1961; Wüstenfeld, 1968) wird daher vorwiegend nur noch der Kerndurchmesser angegeben. Hierbei ist die Umrechnung von Nonius-Werten in reale Größen zumindest umstritten. Für vergleichende Untersuchungen sind Nonius-Angaben des Durchmesserwertes empfehlenswert.

Unsere karyometrischen Untersuchungen führten wir an Dickschnitten von ca. 30 μ durch. Hierbei kann man sicher sein, daß Kernumfänge, stets in der Präparatmitte gemessen, keine Kalotten darstellen und somit falsche Werte — zumindest aber große Streuungen — ausgeschlossen werden. Um unsere Untersuchungen in jeweils gleichen Zonen der Cervix uteri durchführen zu können, wurden bei 6 Fällen pro Gruppe jeweils 400 Kerne von Drüsenzellen im Bereiche des Scheidenansatzes und der obersten Ruga mit der indirekten Methode ausgewertet. Dabei wurde der größte Kernumfang mit dem Abbeschen Spiegel auf ein Zeichenblatt projiziert und gezeichnet. Die hierbei entstandene Vergrößerung bestimmten wir mit einer Zählkammer; sie betrug 1/2100.

Um das große Material von 52800 Kernen aufarbeiten zu können, verwandten wir das TGZ-Gerät der Firma Zeiss. Dieses Gerät wurde zur Größenbestimmung anorganischer Substanzen von Endter u. Gehbauer (1956) entwickelt und hat sich in den letzten Jahren auch für karyometrische Untersuchungen bewährt (Witt, 1961, 1962; Köppen, 1963; Stöber et al. ,1962; Linden et al., 1964; Hiersche et al., 1970). Die Meßgenauigkeit entspricht der der Planimetrie (Witt, 1961), wovon wir uns durch Kontrolluntersuchungen überzeugen konnten.

Einzelheiten der Methode und Fehlerbreite wurden von Witt (1961), Tietze, Inthraphuvasak, Hiersche (1970) u. a. eingehend beschrieben. Die Einteilung der erfaßten Kernkollektive kann wahlweise in äquidistanten oder exponentiellen Schritten vorgenommen werden. Weiterhin kann — je nachdem, ob man das Ergebnis als Verteilungs- oder Summenkurve zu erhalten wünscht — über einen Kippschalter die eine oder andere Zählart gewählt werden. Um unsere Ergebnisse in einen Wahrscheinlichkeitsraster eintragen zu können, wählten wir die *Summenkurve* mit *äquidistanten Schritten*. Für spezielle statistische Auswertungen wurden die Ergebnisse auf Verteilungswerte umgerechnet. Montgomery (1962) fand aufgrund seiner Messungen mit dem TGZ-Gerät, daß eine verläßliche Summenkurve erst nach der Bestimmung von 1000, eine Verteilungskurve nach 3000 Teilchen aufgestellt werden kann. Hierbei muß jedoch berücksichtigt werden, daß es sich um äußerst formvariable Teilchen bei seiner Untersuchung handelte. Witt (1961) u. Stöber et al. (1962) konnten bei vergleichenden Studien zwischen Planimeter- und TGZ-Methode feststellen, daß 400 Kerne selbst zur Aufstellung verbindlicher Verteilungskurven ausreichen, da hier glattrandige, längsovale bis kugelige, formstabile Teilchen vorliegen. Die von uns vorgenommene Auszählung von 400 Kernen ist daher zur Aufstellung einer Summenkurve völlig ausreichend.

4. Angewandte statistische Methoden[3]

Für den einzelnen Uterus wurden folgende Werte berechnet:

Kernklassen-Mittelwert $\bar{x}$; Standardabweichung des Kernklassen-Mittelwertes $s_{\bar{x}}$.

Dabei liegen folgende Formeln bei der statistischen Auswertung der Ergebnisse zugrunde:

Mittelwert der Einzelwerte ($n =$ Anzahl der Kerne).

$$\bar{x} = \frac{\sum\limits_{i=1}^{n} x_i}{n}$$

---

3 Bei allen statistischen Überprüfungen wurde ich von Herrn Dr. Fassl vom Institut für Medizinische Statistik und Dokumentation der Universität Mainz beraten. Ihm möchte ich an dieser Stelle für sein Entgegenkommen und die stete Kollegialität herzlich danken.

Varianz der Einzelwerte

$$s_x^2 \ \frac{\sum\limits_{i=1}^{n} (x_i - \bar{x})^2}{n-1}.$$

Standardabweichung der Einzelwerte

$$s_x^2 = \sqrt{s^2}.$$

Standardabweichung des Mittelwertes

$$s_{\bar{x}} = \frac{s_x}{\sqrt{n}}.$$

Darüber hinaus wurden folgende Berechnungen durchgeführt: 1. Einfache Varianzanalyse, 2. Tukey-Test, 3. 4-Felder-Test, 4. Wilcoxon-Test, 5. Korrelations- und Regressionsrechnung.

IV. Befunde

Bei der Darstellung morphologischer, histochemischer und karyometrischer Befunde wird im Interesse einer funktionellen Betrachtungsweise auf die getrennte Beschreibung der einzelnen Ergebnisse verzichtet. Statt dessen wird die Gesamtheit der Befunde innerhalb einer Gruppe dargestellt.

Gruppe 0. Die hierzu gehörenden Fälle sind in Tabelle 3 zusammengestellt. Ihre Scheitel-Fersenlänge liegt unter 31 cm (24—30 cm) und entspricht somit annähernd Feten im 5. und 6. Lunarmonat. Die Sondenlänge des Uterus beträgt zu dieser Zeit 0,6—0,8 cm.

Ein Scheidenrohr ist in unserem Material zu dieser Zeit auch auf Stufenschnitten nicht nachweisbar. Das Cervixepithel grenzt intracervical abrupt oder über eine trennende Bindegewebsleiste an ein meist noch unreifes Plattenepithel und sitzt einem durch eine Basalmembran getrennten zellreichen Stroma auf. Rugae sind zu dieser Zeit kaum ausgebildet. Das Epithel ist im unteren Bereich 2—4-, im oberen Anteil 1—2schichtig und besteht aus kubischen bis niederzylindrischen Zellen mit deutlicher Begrenzung. Die Einzelzelle wird fast vollständig von einem chromatinarmen, runden bis elliptischen Kern ausgefüllt. Vereinzelt findet man Mitosen (Abb. 2). Alle eiweiß- und kohlenhydrathistochemischen Untersuchungen fallen sowohl im formalinfixierten Material als auch an Kryostatschnitten von drei weiteren Uteri dieser Gruppe negativ aus.

Die Auswertung von 500 cervicalen Drüsenzellen in Höhe des Scheidenansatzes bzw. der proximalsten Ruga auf ihren Schleimgehalt im PAS-, AF- und ABmv-Präparat ergab demzufolge eine 100%ige Schleimfreiheit im oberen und unteren Meßbereich (Tabelle 3) (Abb. 3).

Auch im Aschepräparat findet man bei der Darstellung des Gesamtgehaltes schwerlöslicher Salze ein deutliches Skelet der Zellgrenzen. Dagegen ist der Kern nur schütter als kleiner Komplex nachweisbar. Der cytoplasmatische Bezirk selbst erscheint optisch leer.

Der mittlere Kerndurchmesser und seine Standardabweichung beträgt im mittleren Meßbereich 13,7 NE $\pm$1,8, im oberen Bereich 11,0 NE$\pm$1,2. Die Individualwerte der Gruppe 0 sind in Tabelle 3 und Abb. 4 und 5 aufgeführt und dargestellt.

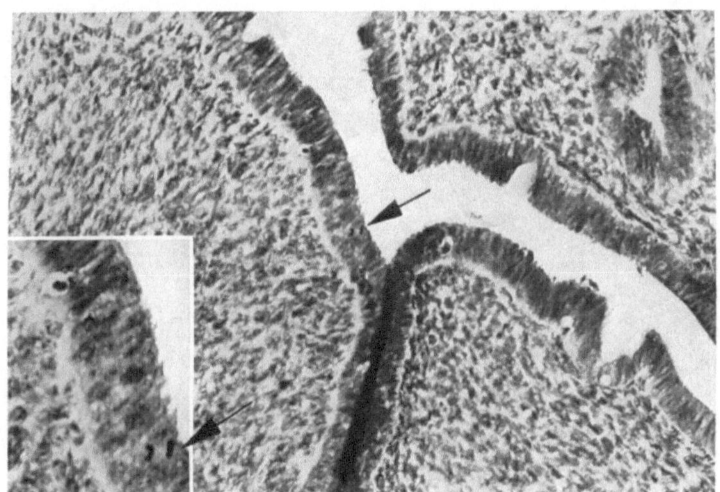

Abb. 2. Mitosen im Cervixepithel eines 30 cm langen Feten. H.E.-Färbung. Vergr. der Übersicht: 40fach, des Ausschnittes: 550fach

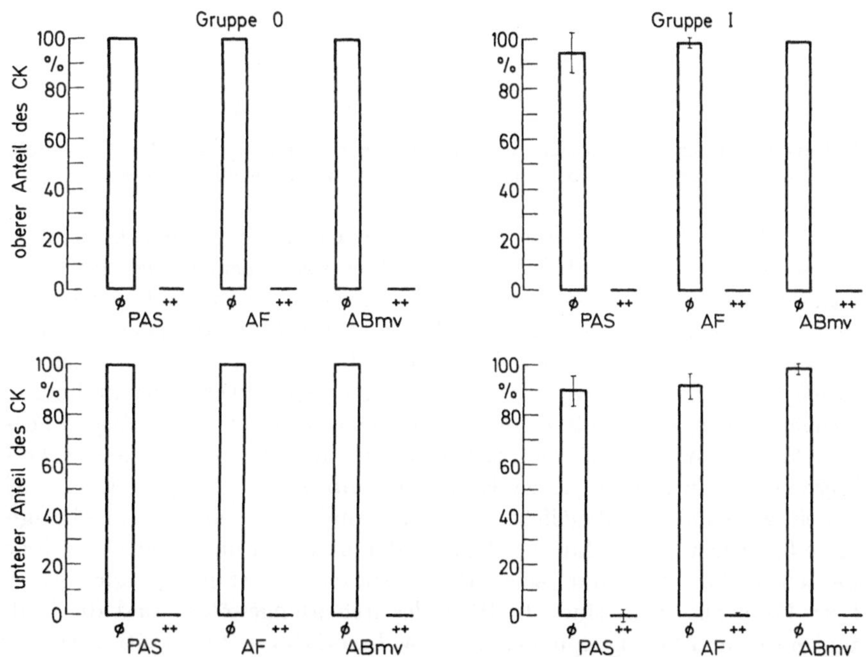

Abb. 3. Darstellung des Hundertsatzes völlig schleimfreier (Ø) bzw. total mit Schleim gefüllter (+ +) Cervixzellen im PAS-, AF-, ABmv-Präparat sowohl im oberen als auch unteren Anteil des cervicalen Drüsenfeldes der Gruppen 0—I

Gruppe I. Die in dieser Gruppe erfaßten Feten haben eine Scheitel-Fersen-Länge von 31—35 cm und entsprechen somit dem 7. Lunarmonat. Die Sondenlänge des Uterus liegt in den gruppierten Fällen zu dieser Zeit zwischen 1,4 bis

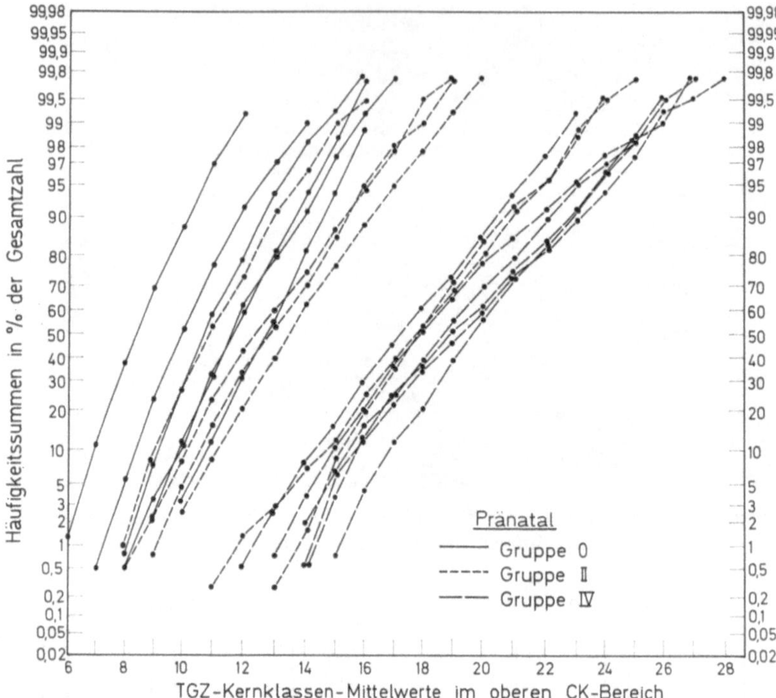

Abb. 4. Darstellung der individuellen Kerndurchmesser des oberen cervicalen Drüsenfeldes der Gruppen 0, II, IV als Summenkurven im Wahrscheinlichkeitsnetz

1,9 cm (Tabelle 3). Im Gegensatz zur Gruppe 0 ist das Scheidenrohr jetzt zumindest stellenweise, meist aber voll ausgebildet nachweisbar. Das jetzt auch häufig faser- und glykogenhaltige Plattenepithel reicht bis in den Cervicalkanal, so daß die Plattenepithel-Cylinderepithel-Grenze (PCG) intracervical liegt. In allen untersuchten Fällen findet sich zwischen den beiden Epithelanteilen eine auf jeweils 35 Schnitten nachweisbare Bindegewebspapille. Die Rugaebildung hat etwas zugenommen, ohne daß zu dieser Zeit schon das Bild eines ausgeprägten „arbor vitae" entsteht. Die Cervixzellen liegen im unteren Bereich nur 1—2-schichtig, im oberen in einer Lage der Basalmembran auf. Sie sind jetzt hochzylindrisch, zeigen allseits deutliche Zellgrenzen und haben einen basalständigen, großen, elliptischen Kern. An der PCG findet man hin und wieder vereinzelt Cylinderzellen, die diffus mit einer PAS-positiven Substanz in körniger bis scholliger Form ausgefüllt sind. In Höhe des Scheidengewölbes sind die Zellen aber nur noch randständig apico-lateral bzw. baso-lateral PAS-positiv, während die corpusnahen Anteile des cervicalen Drüsenfeldes keine PAS-Reaktion zeigen. Diastase beeinflußt die Reaktion nicht, so daß Glykogen als Ursache ausgeschlossen werden kann, zumal auch an Kryostatschnitten der direkte Glykogennachweis nach Bauer, Best u. Mancini mit und ohne Diastaseeinwirkung negativ ausfällt. Gleichzeitig negativ verlaufen die einfache Schiff-Reaktion und die Perameisensäure-Leukofuchsin-Reaktion. Freie Aldehyde und Äthylenverbindungen entfallen daher gleichfalls als Ursache der positiven PAS-Reaktion.

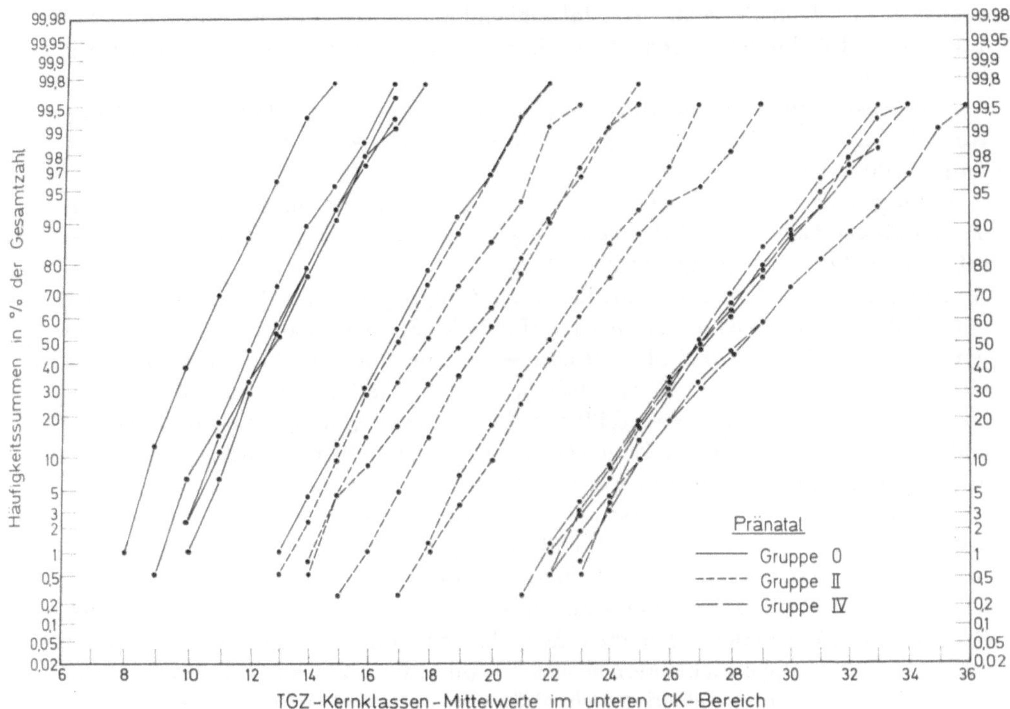

Abb. 5. Darstellung der individuellen Kerndurchmesser des unteren cervicalen Drüsenfeldes der Gruppen 0, II, IV als Summenkurven im Wahrscheinlichkeitsnetz

Reagible Aminoalkohole wurden durch Acetylierung ausgeschaltet. Es muß sich daher um α-Glykole handeln, die in neutralen und sauren Mucopolysacchariden enthalten sind. Die durchgeführte Alcianblaufärbung ohne bzw. mit Methylierung und Verseifung sowie die Aldehydfuchsin-Reaktion fallen gleichfalls positiv aus. Dieses spricht einerseits für SO_3H-, andererseits für —COOH-Gruppen. Daneben fand man in Kryostatschnitten auch Spuren von Sialinsäure. Durch die kombinierte Alcianblau-PAS-Reaktion sieht man, daß die PAS-positiven Substanzen aus scholligen bis tropfigen sauren und neutralen Partikeln bestehen. Nach Alcianblau-Alciangelb-Färbung finden sich die SO_3H-Gruppen vorwiegend apikal, die —COOH-Gruppen betont basal. Es gibt jedoch auch Ausnahmen. Daneben erkennt man Zellen, die offenbar nur —COOH-Gruppen enthalten neben solchen, die vorwiegend SO_3H-reichen Schleim produzieren. Dementsprechend sieht man die erste positive basophile Reaktion bei pH 2,5 fast ausschließlich apikal, während bei pH 3 auch laterale und basale Anteile reagieren. Nach Auswertung von je 500 Cervixzellen in Höhe des Scheidengewölbes und der letzten proximalen Cervixdrüse auf ihren Schleimgehalt ergeben sich für PAS, AF und ABmv als charakteristische Reaktionen für neutralen, sauren, schwefelsäureveresterten und schließlich carboxylgruppenhaltigen Schleim die in Tabelle 3 sowie Abb. 3 wiedergegebenen Prozentwerte. Dabei beträgt der Mittelwert im unteren Meßbereich für Zellen, die frei von Schleim sind, im PAS-Präparat 89,7% $\pm$ 5,9, im AF-Präparat 91,8% $\pm$ 5,3 und im ABmv-Präparat 99,0% $\pm$ 2,4. Diese Werte liegen, gemessen im selben Bereich, für total schleimhaltige Zellen im PAS-Präparat bei 1,3% +(−)1,6, im AF-Präparat bei 0,8% +(−)1,3 und im ABmv-Schnitt bei 0% +(−)0.

Die Auswertung für schleimfreie Zellen ergibt in Höhe der letzten proximalen Ruga bei der PAS-Reaktion 95,3% ± 7,9, bei AF-Reaktion 99,3% ± 1,6 und bei ABmv 100% ± 0.

Dagegen liegen die Prozentwerte völlig mit Schleim angefüllter Zellen im oberen Meßbereich im PAS-Präparat bei 0% ± 0, im AF-Präparat bei 0,2% +(−) 0,4 und im ABmv-Präparat bei 0% ± 0.

Die gekoppelte Tetrazoniumreaktion als Gruppennachweis für Proteine zeigt vom Kohlenhydratmuster abweichende Befunde. So sieht man zwar auch nur im untersten Anteil des cervicalen Drüsenfeldes eine aus Einzeldrüsen bestehende kleine positiv reagierende Zone. Jedoch sind Epithelbezirke, die diffus PAS-positiv reagieren, teils frei von GTR-positiven Substanzen, teils sind diese lateral und nur selten diffus über die Zelle verteilt. Diese Auffälligkeit wird sowohl durch die Ninhydrin-Schiff-Reaktion am Paraffinpräparat als auch durch beide NH_2-Gruppennachweise an Kryostatschnitten bestätigt. Eine Auszählung war zur Verdeutlichung der quantitativen eiweißhistochemischen Ergebnisse daher wenig sinnvoll. In diesen reagiblen Bezirken fällt im Kryostatschnitt der Arginin-, Histidin-, Tryptophan- und Tyrosinnachweis positiv aus. Dagegen ist die DDD-Reaktion bei jeder Fixierung negativ. Metachromatische Schleimsubstanzen findet man in dieser Gruppe nicht oder höchstens apikal in vereinzelten Drüsenfeldern.

Das Aschebild unterscheidet sich nicht von dem der Gruppe 0. Auch ist in der Gruppe I mit keiner Färbung oder histochemischen Reaktion extracellulär Schleim nachweisbar.

Bei der Bestimmung der Kerngrößen ergab sich für den unteren Meßbereich ein Mittelwert von 23,0 NE ± 0,9. Im oberen Cervicalkanal lag der TGZ-Mittelwert bei 13,1 NE ± 1,4. Die Einzelwerte der Gruppe sind in Tabelle 3 aufgeführt.

Gruppe II. Erfaßt wurden in dieser Gruppe Feten von 36—40 cm Scheitel-Fersen-Länge, entsprechend einer Schwangerschaft im 8. Monat (Tabelle 3). Die Sondenlänge des Uterus beträgt in diesen Fällen 1,7—2,0 cm. Einzelne Individuen der Gruppe II zeigen eine Ektropionierung des cervicalen Drüsenfeldes. Die PCG ist somit teils intra-, teils extracervical. Eine trennende kleine Bindegewebspapille ist inkonstant; dennoch sind beide Epithelformen mit und ohne Bindegewebsleiste meist deutlich voneinander getrennt. Daneben findet man aber auch epitheliale Mischfelder mit gemeinsamer Basalzellage und einerseits Intercellularbrücken, andererseits Sekretbildung. Auf einem deutlicher zur Ausbildung kommenden Arbor vitae liegt im unteren Cervixbereich eine ein- bis selten zweischichtige Lage zylindrischer Zellen mit basal-, zum Teil mittelständigem elliptischem chromatinreichem Kern. Dagegen ist die Zellage im oberen Cervicalkanal einschichtig, das Epithel meist kubisch, seltener zylindrisch gestaltet mit einem runden basalständigem Kern. Die Zellgrenzen sind praktisch überall scharf, was durch die Aschebilder bestätigt wird. Nur in umschriebenen kleinen Bezirken am Übergang zum Plattenepithel zeigen einzelne Individuen eine apikale Keulenbildung (Abb. 6) mit deutlicher metachromatischer DDD-positiver Grenze. Gerade diese Zellen sind reich an PAS-positiven Substanzen, die basal, apikal oder diffus über das gesamte Cytoplasma homogen oder schollig angeordnet und auch in

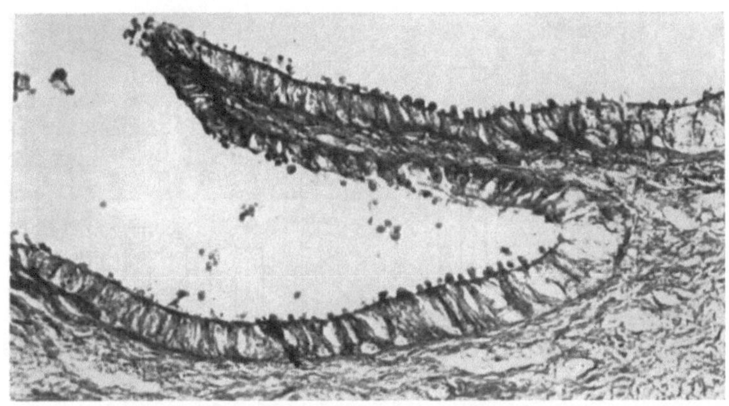

Abb. 6. Deutliche Ausbildung von Protrusionen und abgeschnürten Sekretblasen bei einem 38 cm langen Feten. Toluidinblau. Vergr. 200fach

der Blase, hier vorwiegend randständig, nachweisbar sind. Gleichfalls positiv fällt die Färbung mit Aldehydfuchsin, Alcianblau mit und ohne Methylierung plus Verseifung und der Sialinsäurenachweis innerhalb der Zelle als auch der apikalen Blasenwand aus.

In Höhe des Scheidenansatzes und der letzten Cervixdrüse wurden jeweils 500 Zellen auf ihren Gehalt an PAS-, AF- und ABmv-reagibles Substrat ausgewertet. Das individuelle Ergebnis ist aus Tabelle 3 ersichtlich. Der Gruppenmittelwert beträgt im üblichen Meßbereich für PAS++ 5,8% ±3,6, für PASØ 64,5% ± 26,9, für AF++ 4,5% ±2,8, für AFØ 70,0% ±27,8 und für ABmv++ 2,5% +(−)3,9 bzw. für ABmvØ 88% ±18,6. Diese Prozentwerte betragen im oberen Cervicalbereich in Höhe der letzten Ruga für schleimfreie Zellen im PAS-, AF- und ABmv-Präparat 89,2% ± 16,7; 90,0% ± 18,8 bzw. 98,5% ± 3,7. Bei der prozentualen Erfassung völlig mit Schleim gefüllter Zellen ergeben sich für die PAS-, AF- und ABmv-Reaktion folgende Mittelwerte: 1,8% +(−)3,2; 1,0% +(−)2,4; 1,5% +(−)3,7. Abb. 7 veranschaulicht diese Befunde.

Die GTR fällt wie in Gruppe I in den kleinen PAS-positiven Bezirken des unteren cervicalen Drüsenfeldes teils diffus, teils apico-lateral positiv, teils negativ aus. Gleiches gilt für die NHS-Reaktion und an Kryostatschnitten für den Nachweis von Histidin, Tryptophan, Arginin und Tyrosin. Diese Substanzen sind auch in der apikalen Vorwölbung nachweisbar. Dagegen fällt die DDD-Reaktion nur in der Zellapex und am Rand der Vorwölbung positiv aus. In denselben Bereichen findet man eine deutliche Metachromasie. In einzelnen Bezirken des cervicalen Drüsenfeldes nehmen die apikalen Vorwölbungen Keulenform an und können als Kugel abgeschnürt werden, so daß sie frei im Cervicalkanal liegen. Sie zeigen eine deutliche Färbung bzw. histochenische Reaktion vorwiegend im Randbereich im PAS-, AB-, ABmv-, AF- sowie im GTR- und NHS-Präparat. Ausschließlich randständig fällt die DDD-Reaktion positiv aus. Die Kugeln sind vorwiegend im Randbereich metachromatisch und enthalten Tyrosin, Tryptophan, Arginin, Histidin und Spuren von Sialinsäure. Diese Zeichen der Sekretbildung und -ausschleusung (Vesikulation) sind jedoch nur in 2 Fällen der Gruppe nachweisbar.

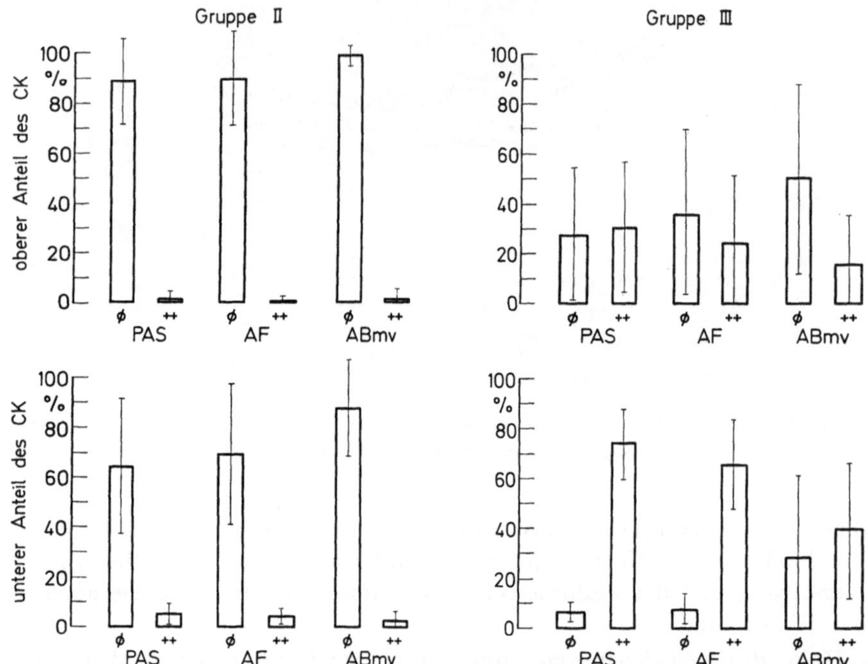

Abb. 7. Darstellung des Hundertsatzes völlig schleimfreier (Ø) bzw. total mit Schleim gefüllter (++) Cervixzellen im PAS-, AF-, ABmv-Präparat sowohl im oberen als auch unteren
Anteil des cervicalen Drüsenfeldes der Gruppen II—III

Der mittlere Kerndurchmesser der Gruppe II beträgt im unteren Meßbereich
20,2 NE ±2,2, im oberen Anteil 14,8 NE ±2,9. Die individuellen Werte sind in
Tabelle 3 und Abb. 4 und 5 aufgeführt.

Neben den typischen Cylinderzellen mit und ohne Schleimbildung und -aus-
schleusung findet man dazwischen- und daruntergelagerte Nester mit großen
hellen Zellen. Ihr Cytoplasma ist im H.E.-Präparat optisch leer, zeigt aber eine
deutliche Basophilie, die durch Ribonuclease verdaubar ist und somit auf Ribonucleinsäure zurückzuführen ist. In diesem Sinne spricht auch die Zerstörung
der Basophilie durch heiße HCl. Alle anderen eiweiß- und kohlenhydrathistochemischen Reaktionen bzw. Färbungen fallen im Cytoplasma dieser Zellen
negativ aus. Die Zellkerne sind rund, relativ groß und reich an Chromatin. Diese
Zellnester werden vom cytogenen Stroma durch die Basalmembran getrennt und
scheinen die darüberliegenden Cylinderzellen zu komprimieren. Es entsteht somit
stellenweise eine Dreischichtung aus Basalmembran, hellen Zellen und Cylinder-
bzw. Plattenepithelien (Abb. 8).

Gruppe III. Die Feten entsprechen mit 41—45 cm Scheitel-Fersen-Länge dem
9. Schwangerschaftsmonat. Die Sondenlänge beträgt im Material dieser Gruppe
2,2—3,0 cm (Tabelle 3). Das Cylinderepithel reicht jetzt vorwiegend bis zum
äußeren Muttermund, wenn nicht gar als Ectropium bis auf die Portio. Der
Übergang der beiden Epithelien ist entweder abrupt mit und ohne trennende
Bindegewebsleiste oder zeigt im Ausnahmefall eine Mischzone, wie sie in Gruppe II

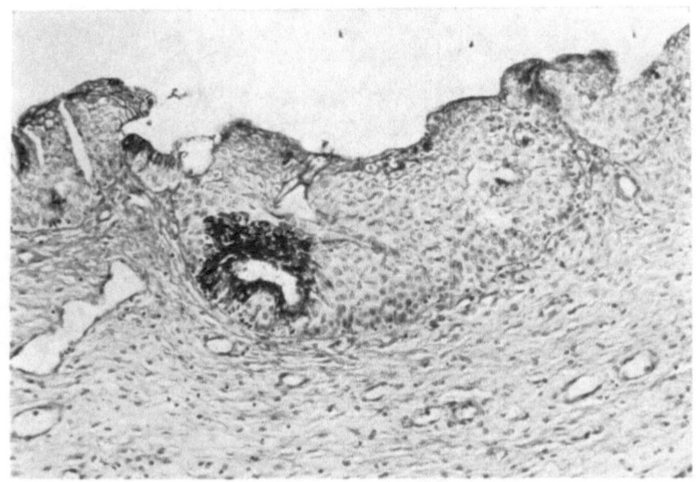

Abb. 8. Basalzellhyperplasie mit unterschiedlicher Differenzierung bei einem 44 cm langen Feten. PAS. Vergr. 100fach

beschrieben wurde. Schon mit der Lupe sind die kräftig ausgebildeten Rugae jetzt sichtbar. Auf diesen zellreichen Bindegewebsbalken sitzt im unteren und oberen Cervicalkanal ein gleichförmig hochzylindrisches Epithel mit deutlichen elliptischen mittelständigen Kernen. Auch in den oberen Abschnitten des cervicalen Drüsenfeldes findet man eine deutliche Reaktion mit PAS, AF und ABmv, wie sie beim Auszählen von 500 Zellen in Tabelle 3 bzw. Abb. 7 als Prozentangaben dargestellt sind. Im unteren Meßbereich liegt der Gruppenmittelwert schleimfreier Zellen im PAS-, AF- und ABmv-Präparat bei 7,0% $\pm$ 4,0; 8,0% $\pm$ 6,32 bzw. 29,3% $+(-)$34,1. Der Prozentsatz total verschleimter Zellen beträgt bei den histochemischen Reaktionen bzw. Färbungen für PAS 74% $\pm$ 14,3; AF 66,3% $\pm$ 17,7; ABmv 40,3% $\pm$ 27,2. Im Bereich der obersten Ruga findet man schleimfreie Zellen im PAS-Präparat in 28,2% $\pm$ 27, im AF-Schnitt in 36,8% $\pm$ 32,8 und bei der ABmv-Reaktion in 50,2% $\pm$ 37,6.

Die hier total verschleimten Zellen zeigen für PAS, AF bzw. ABmv folgende Prozentsätze: PAS 31,3 $\pm$ 26,3; AF 25,0 $+(-)$26,3; ABmv 16,7 $+(-)$19,9 (Tabelle 3). Es fällt auf, daß die jetzt vorwiegend diffuse Schleimverteilung im unteren Cervixabschnitt in einer zum Teil ausschließlich apikalen Form im oberen cervicalen Drüsenfeld ausklingt. Ähnliches gilt auch für die Eiweißreaktionen, die für GTR, NHS, Tyrosin, Tryptophan, Arginin und Histidin positiv ausfallen. Jedoch findet man im ganzen gesehen eiweißhistochemisch einen von Drüse zu Drüse bzw. Zelle zu Zelle unterschiedlichen Gehalt an reagiblem Schleim. Auch in diesem Zeitraum kann im Cervixschleim mit keiner Methode Glykogen nachgewiesen werden. Freie Aldehyde, Aminoalkohole bzw. Äthylenverbindungen als mögliche Ursachen einer positiven PAS-Reaktion konnten gleichfalls ausgeschlossen werden. Dagegen war der Sialinsäurenachweis nach Ravetto intracellulär flüchtig positiv. Auch in dieser Lebensphase sind die SO_3H-Gruppen vorwiegend basal, die COOH-Gruppen betont apikal. Die Individuen der Gruppe III zeigen im Gegensatz zu denen der Vorgruppe jetzt stets eine apikale Blasenbildung

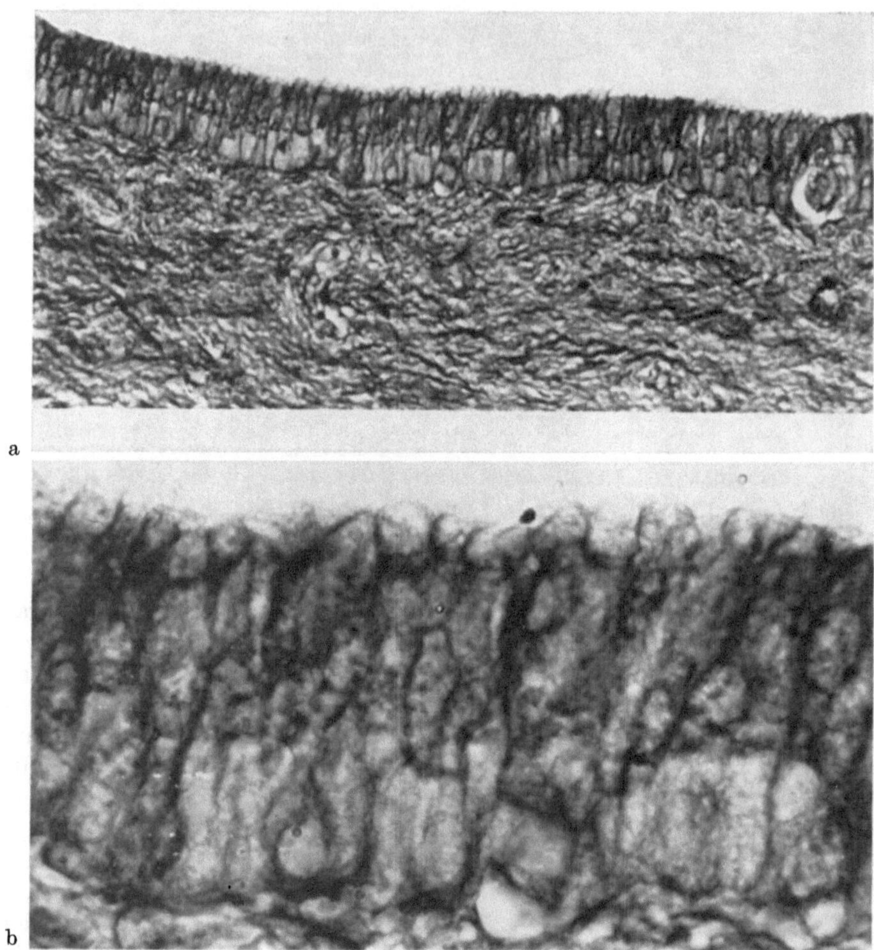

Abb. 9. a u. b Deutliche apikale Vesikulation im cervicalen Drüsenfeld eines 38 cm langen Feten.
Gekoppelte Tetrazonium-Reaktion. a Übersicht: Vergr. 250fach, b Ausschnitt: Vergr. 1000fach

(Abb. 9). Diese Gebilde sitzen einer im Aschebild deutlich erkennbaren Leiste
auf, während die Blasenstruktur im Spodogramm selbst nicht dargestellt wird.
Die Blasen können praktisch ein Viertel der Zelle einnehmen. Auffälligerweise
ist die Größenzunahme der Vesikel nicht von einer gleichartigen Vermehrung
histochemisch nachweisbarer Substanzen begleitet, so daß diese fast ausschließlich
in der Blasenwand lokalisiert sind. In Verbindung mit dem negativen Spodogramm dürfte es sich bei der Vesikulation somit vorwiegend um Flüssigkeits-
einlagerungen handeln. Gegenüber der Vorgruppe zeigen die apikalen Blasen
keine qualitativen Veränderungen im histochemischen Kohlenhydrat- und Eiweißspektrum. Es handelt sich daher um hochpolymere neutrale und saure Schleimstoffe, wobei saure Glykoproteide naturgemäß nicht ausgeschlossen werden können. Die Sekretkappenbildung ist besonders in denjenigen Zellen gut ausgebildet,
die reich an PAS-positiven Schollen und Granula sind. Einige Vesiculae, die
wesentlich größer sind als in der Vorgruppe, lösen sich oberhalb der deutlichen

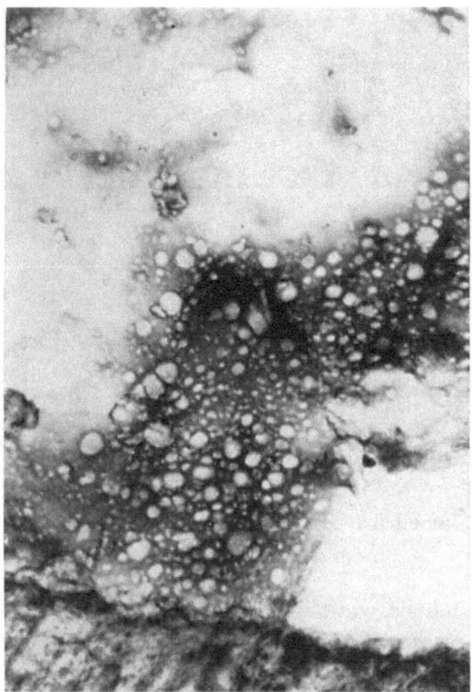

Abb. 10. Vesiculae und amorphe Schleimanteile bei einem 45 cm langen Feten. PAS.
Vergr. 900fach

Grenzlinie von der Zelle ab und bilden den Cervixschleim. Die entsprechenden
Zellen zeigen oft noch Reste der abgeschnürten Blasenwand in Form einer Krause.
Sie besitzt demzufolge auch die gleichen histochemischen Eigenschaften wie die
Blasenhülle selbst. Aber selbst diese Zellen haben ihren Schleim nicht völlig aus-
geschleust und sind daher nicht frei von sauren und neutralen SS-Gruppen-freien,
nicht metachromatischen Mucoproteiden.

Die mittlere TGZ-Kerngröße beträgt in dieser Gruppe 24,8 NE $\pm$ 4,2 im
unteren und 16,4 NE $\pm$ 2,4 im oberen Cervicalkanal (Tabelle 3).

Wenngleich die Evesikulation noch nicht sehr stark ausgebildet ist, findet
man doch schon eine deutliche extracelluläre Schleimansammlung. Sie weist im
fixierten Schnitt konstante morphologische Strukturen auf, die im H.E.-Präparat,
besser aber noch durch histochemische Färbungen und Reaktionen sichtbar
werden und neben amorphen Anteilen (Abb. 10) aus Waben und Lamellen
(Abb. 11) bestehen. Beide Formen sind unabhängig von der Schnittebene und
scheinen ineinander übergehen zu können, wobei die Waben offenbar die jüngeren
Strukturen darstellen. Neben den formlosen und geformten Anteilen des extracellulären Cervixschleimes erkennt man in wechselndem Maße Sekretkugeln, die
zum Teil schon geplatzt sind und als offene Ringe oder kleine Lamellen imponieren,
ohne dabei ihre histochemischen Eigenschaften zu ändern. Amorphes Substrat,
Sekretkugeln, Waben und Lamellen sind PAS-positiv, färben sich mit AF, AB
auch nach Methylierung und Verseifung, sind stark basophil und metachromatisch.

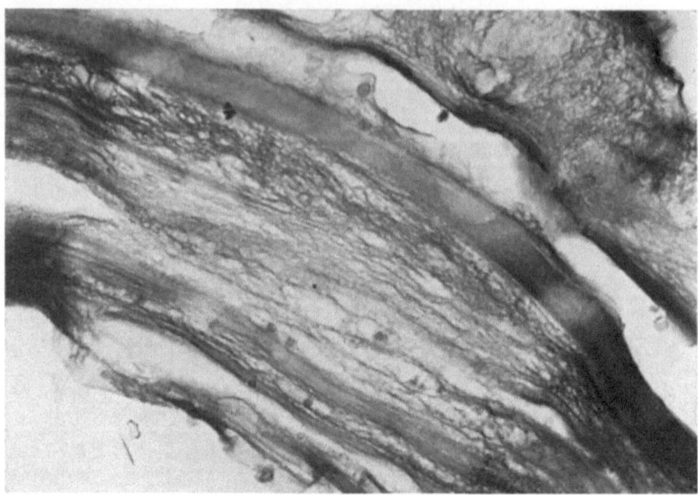

Abb. 11. Schleimwaben, -lamellen und -balken bei einem 45 cm langen Feten. AF-Färbung.
Vergr. 900fach

Sie werden deutlich sichtbar mit der GTR bzw. NHS, sind DDD-positiv und enthalten Histidin, Arginin, Tyrosin, Tryptophan sowie Sialinsäure. Im Aschepräparat sind die Schleimstrukturen jedoch nicht nachweisbar, so daß schwerlösliche Substanzen kaum Bestandteil des Schleimes sein dürften.

Wie in der Vorgruppe erkennt man auch in Gruppe III die schon beschriebenen hellen Zellen. Sie sind auf den unteren Abschnitten des cervicalen Drüsenfeldes beschränkt, jedoch im Gegensatz zur Gruppe II wesentlich zahlreicher, und stellen zum Teil mehrschichtig in größeren Abschnitten das Deckepithel. Daneben finden sich in der gleichen unteren Zone des Cervicalkanals zwischen zum Teil polypös gestalteten Anteilen des Endometrium cervicis kleinere und größere Zellnester. Teils liegen sie knotenförmig zwischen den schleimbildenden Zellen, teils sind sie den Zylinderzellen aufgelagert. In einzelnen Bezirken findet man sogar eine Vierschichtung, bestehend aus Basalmembran, hellen Zellen, schleimbildenden Cylinderzellen und den Epithelknötchen (Abb. 13). Letztere bauen sich aus unregelmäßigen, im Zentrum oft schalenförmig oder polygonalen, leistenartig begrenzten Zellen ohne Intercellularbrücken auf. Der chromatinarme Kern paßt sich der Zellform an. Insbesondere in den größeren Knötchen finden sich unterschiedliche Wachstumspolaritäten mit zum Teil wirbelartig verlaufenden Epithelsträngen. In einigen dieser Epithelnester treten regressive Veränderungen auf: Quellung des Cytoplasmas und Verminderung der Kernanfärbbarkeit. Andererseits findet man im Zentrum dieser Knötchen hin und wieder glykogenfreie PAS- und AF-positive Substanzen.

Gruppe IV. In dieser Gruppe beträgt die Scheitel-Fersenlänge 46—50 cm, die Uterusgröße der erfaßten Fälle 3,1—3,6 cm (Tabelle 3). Nach den Angaben von Arey (1949) bzw. Nelson (1950) entsprechen diese Feten dem letzten Schwangerschaftsmonat. Die PCG ist vereinzelt noch in Höhe des äußeren Muttermundes, vorwiegend aber ektropioniert. Drüsig-plattenepitheliale Mischzonen gelangen in dieser Gruppe unseres Materials nicht zur Darstellung. Beide Epithelarten

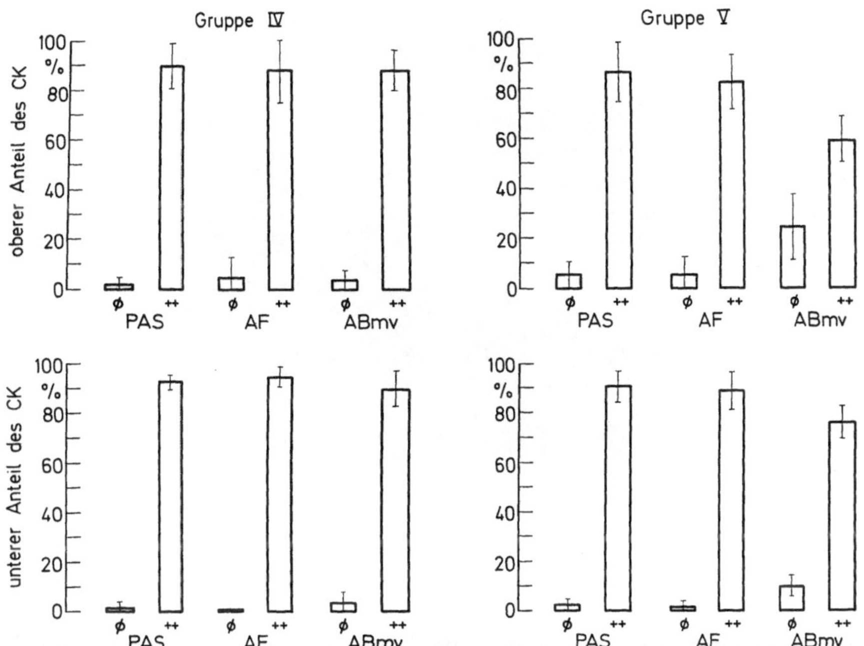

Abb. 12. Darstellung des Hundertsatzes völlig schleimfreier (Ø) bzw. total mit Schleim gefüllter (++) Cervixzellen im PAS-, AF-, ABmv-Präparat sowohl im oberen als auch im
unteren Anteil des cervicalen Drüsenfeldes der Gruppen IV—V

waren teils mit, teils ohne Bindegewebspapille deutlich voneinander getrennt.
Die Cylinderzellen mit ihren großen mittelständigen Kernen sind im oberen und
unteren Cervicalkanal einschichtig. Ein morphologisch faßbarer Unterschied zwischen oberem und unterem cervicalen Drüsenfeld besteht insofern, als nur in
letzterem „helle Zellen" und „Plattenepithelknötchen" in großer Zahl in praktisch
allen Fällen nachweisbar sind. Der quantitative kohlenhydrathistochemisch faßbare Schleimgehalt im oberen und unteren Cervixbereich geht aus Tabelle 3
sowie Abb. 12 hervor. Der Mittelwert für schleimfreie Zellen beträgt im unteren
Meßbereich bei der PAS-, AF- bzw. ABmv-Reaktion 1,7% ± 1,5, 1,3% ± 1,2 bzw.
4,0% ± 3,6 und für total schleimhaltige Zellen im selben Meßbereich 93,2% ± 3,1,
94,8% ± 3,8 bzw. 89,8% ± 6,6.

Im oberen Cervicalkanal finden wir die nachfolgenden Prozentzahlen für völlig
schleimfreie Zellen im PAS-, AF-, ABmv-Präparat: 2,3% +(−)3,4, 4,8% +(−)8,0,
4,3% ± 3,7 und für total verschleimte Zellen: 89,7% ± 9,4 für PAS, 88% ± 13,2
für AF, 87,3% ± 8,2 für ABmv.

Auch in dieser Gruppe verhalten sich benachbarte schleimbildende Zonen
sowohl im oberen als auch im unteren Anteil der Cervix in ihrem Kohlenhydratmuster gleichförmig. Dagegen sieht man wiederum, daß die GTR-, NHS-Reaktion
sowie der Gehalt an Arginin, Histidin, Tryptophan, Tyrosin nicht nur von Drüsengruppe zu Drüsengruppe, sondern sogar von einem Zellindividuum zum anderen
schwankt. Durch den praktisch 100%igen Gehalt der Zelle an PAS-, AF- und

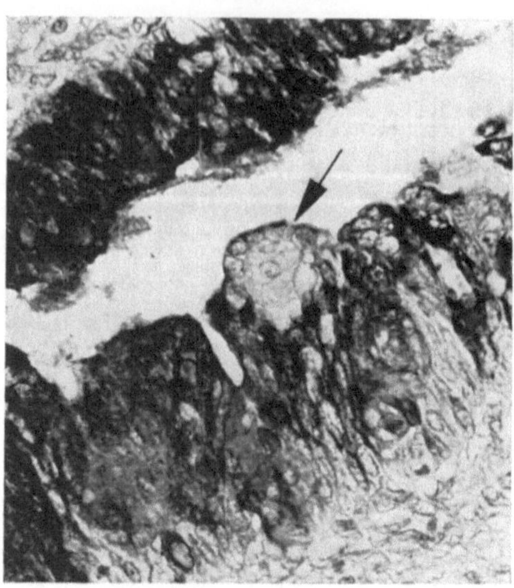

Abb. 13. Sogenanntes Plattenepithelknötchen im cervicalen Schleimepithel eines 42 cm langen Feten. AF-Färbung. Vergr. 400fach

ABmv-positiven Substanzen kommt die Differenz zum Eiweißmuster der Zelle um so deutlicher zum Ausdruck. Oft ist durch den starken intracellulären Schleimgehalt die apikale Blasenbildung nur schwer erkennbar. Sonst unterscheiden sich die Gruppen III und IV qualitativ in den histochemischen Präparaten nicht. Dagegen findet man im Aschebild insofern eine Besonderheit, als der Kern jetzt deutlich sichtbar wird und somit reicher an schwerlöslichen Salzen ist als in den Vorgruppen. Weiterhin zeigt das Spodogramm eine salzreiche breite Crusta.

Der verzweigte Cervicalkanal ist fast völlig mit einem wabig-lamellär strukturierten Sekret angefüllt. Dagegen findet man kaum noch Sekretkugeln. Ein qualitativer histochemischer Unterschied zur Vorgruppe besteht nicht.

Die Zellkerne haben sich gegenüber der Vorgruppe weiter vergrößert und betragen jetzt für den üblichen Meßbereich im unteren Anteil des cervicalen Drüsenfeldes 28,2 NE $\pm$ 0,7 und im oberen Bereich 19,3 NE $\pm$ 0,9 (Tabelle 3, Abb. 4 und 5).

Gruppe V. In dieser Gruppe wurden Feten erfaßt, die bei der Geburt über 50 cm lang waren. Nach Nelson (1950) beträgt der Mittelwert der Körperlänge reifer weiblicher Neugeborener 50,2 und selbst der 94%-Wert aller „Normalindividuen" zu diesem Zeitpunkt 47,1—53,6 cm. Die Körperlänge der Feten der Gruppe V liegt jedoch zwischen 51—58 cm. Dieser Wert wird in 94% der Fälle jedoch erst um den 3. Lebensmonat erreicht (Nelson, 1950). Die Neugeborenen dieser Gruppe sind mit Podleschka (1966) daher als reif, wenn nicht gar übertragen anzusprechen. Die Uteruslänge liegt zwischen 3,5—4 cm und ist somit größer als in Gruppe IV. Das Material weist jedoch im H.E.-Schnitt keinen Unterschied zur Vorgruppe auf. Zellage, -form und -größe sowie Kernstand und -form sind in beiden Gruppen gleich. Auch die Spodogramme unterscheiden sich nicht. Auffällig ist jedoch die Verteilung insbesondere PAS-positiver Schollen in einzelnen Zellen. Füllten sie in Gruppe IV den gesamten Zelleib aus, so findet man sie jetzt in einzelnen Individuen nur noch in schütterer Verteilung. Dieser Unterschied ist im oberen Cervixbereich deutlicher ausgebildet als im unteren Anteil. Ähnliches gilt für AB- und ABmv-positive Granula und Schollen, nicht dagegen für den in den Vorgruppen sowieso nur schwach positiven Sialinsäurenachweis. Die Auswertung von je 500 Zellen auf ihren Schleimgehalt ergibt im unteren Meßbereich für PASØ 2,5% $\pm$ 2,1, für PAS++ 91,2% $\pm$ 5,8, für AFØ 2,3% $+(-)$2,4, für AF++ 89,3 $\pm$ 6,7% und für ABmvØ 10,3% $\pm$ 3,8 sowie für ABmv ++ 75,5% $\pm$ 6,2.

Diese Werte betragen im oberen Meßbereich 5,5% $\pm$ 5,2 für PASØ, 86,7% $\pm$ 11,9 für PAS++, 6,0% $+(-)$7,2 für AFØ, 83,0% $\pm$ 11,1 für AF++, 25,0% $\pm$ 12,9 für ABmvØ, 59,5% $\pm$ 9,4 für ABmv ++ (Tabelle 3, Abb. 12).

Im Eiweißmuster findet man keinen quantitativ faßbaren Unterschied zur Gruppe IV. Die Menge des extracellulären Schleimes erscheint bei kohlenhydrat- bzw. eiweißhistochemischen Untersuchungen nicht verändert.

Die Kerngröße beträgt im unteren bzw. oberen Meßbereich 25,6 NE $\pm$ 4,1, respektive 20,7 NE $\pm$ 1,8 (Tabelle 3). Somit zeigen die Kerndurchmesser im unteren Meßbereich gegenüber der Vorgruppe eine deutliche, erhöhte Streuung.

Obgleich Komplexe von hellen Zellen und Plattenepithelknötchen noch nachweisbar sind, hat man den Eindruck, daß sie in ihrer Zahl abgenommen haben.

Gruppe VI. Die Neugeborenen in dieser Gruppe sind nach dem 3. Lebenstag und vor der 2. Lebenswoche gestorben (Tabelle 4); stets handelte es sich um Reifgeborene. Dementsprechend beträgt die Scheitel-Fersenlänge 49—55 cm. Der Uterus zeigt schon in dieser Zeit eine Involution und mißt 2,7—3,4 cm (Tabelle 4). Wie in der Vorgruppe ist das cervicale Drüsenfeld häufig ektropioniert, wobei man eine scharfe PCG mit und ohne trennende Bindegewebsleiste findet. Einem noch deutlich ausgebildeten, aber schmalen Komplex von Bindegewebspapillen sitzt im unteren und oberen Cervicalkanal eine vorwiegend einschichtige Lage zylindrischer Zellen mit mittel- bis basalständigem Kern auf. Im Spodogramm zeigt der Nucleus nur noch einen zarten Aschefleck und unterscheidet sich somit deutlich von der Gruppe IV. Sekretblasen konnten wir mit keiner Färbung bzw. Reaktion mehr feststellen. Auffallend ist der Gehalt an intracellulärem Schleim: sowohl im oberen als auch im unteren cervicalen Drüsenfeld — und hier besonders im ektropionierten Bereich — findet man PAS-positive Substanzen nur noch schütter über die gesamte Zelle verteilt. Gleichzeitig tritt im oberen cervicalen Drüsenfeld eine Reduktion diffus mit PAS-positivem Material angefüllter Zellen ein. Die histochemische Reaktion fällt zunehmend nur noch im Apexgebiet, seltener in der Zellbasis positiv aus. Ähnliches gilt für die Darstellung der —COOH- und SO$_3$H-Gruppen. Die quantitativen Verhältnisse demonstriert Tabelle 4 und Abb. 14. Im unteren Meßbereich findet man für schleimfreie Zellen einen Hundertsatz von 2% $+(-)$3,2 für PAS, 2,2% $+(-)$3,5 im AF-Präparat und 26,2% $+(-)$34,5 im ABmv-Schnitt. Die schleimhaltigen Zellen betragen in dieser Zone 76% $\pm$ 20,5 für PAS, 78% $\pm$ 20,5 für AF und 29,3% $\pm$ 25,5 für ABmv.

Die Mittelwerte liegen für schleimfreie Zellen im oberen Meßbereich bei der PAS-, AF- und ABmv-Reaktion bei 3,8% $\pm$ 3,7, 5,3% $+(-)$5,4 respektive 34,2% $\pm$ 32,3 und für total mit Schleim gefüllte Zellen bei denselben histochemischen Reaktionen bei 64,6% $\pm$ 17,1, 62,0% $\pm$ 21,3 bzw. 15,8% $\pm$ 11,9 (Tabelle 4,

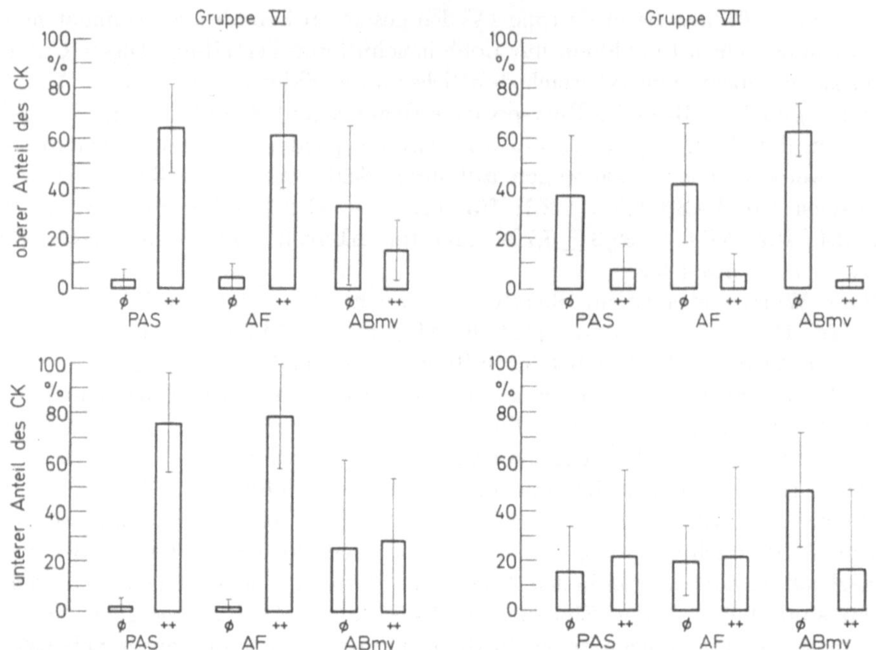

Abb. 14. Darstellung des Hundertsatzes völlig schleimfreier (∅) bzw. total mit Schleim gefüllter (++) Cervixzellen im PAS-, AF-, ABmv-Präparat sowohl im oberen als auch unteren Anteil des cervicalen Drüsenfeldes in den Gruppen VI—VII

Abb. 14). Wiederum zeigt sich im ABmv- und AB-AG-Präparat, daß die Carboxylgruppen vorwiegend — wenn auch nicht ausschließlich — basal lokalisiert sind. Die Färbung von Best, Bauer und Mancini, die Schiffsche- und PfAS-Reaktion fallen negativ aus. Somit konnten auch post partum Glykogen, freie Aldehyde, Äthylenverbindungen als chemische Bestandteile des Cervixschleimes extra- und intracellulär ausgeschlossen werden.

Das in den Vorgruppen beschriebene Eiweißspektrum des Schleimes ist basal, diffus oder apikal nachweisbar. Metachromasie und DDD-Reaktion fallen nur noch in einzelnen Zellen apikal positiv aus. Wie in Gruppe III, IV, V findet man bei Neugeborenen des 5.—12. Lebenstages das schon früher histochemisch charakterisierte extracelluläre wabig-lamelläre Sekret. Eine postpartale Desquamation (Philipp, 1938) oder Proliferation (Sjövall, 1938) konnten wir in unserem Material nicht finden.

Die TGZ-Kerngröße beträgt für diese Gruppe im unteren Meßbereich 27,5 NE ±3,1, im oberen Anteil des cervicalen Drüsenfeldes 19,8 NE ±1,7. Die Einzelwerte gehen aus Tabelle 4, Abb. 15 und 16 hervor.

Gruppe VII. Alle Neugeborenen, die hier zusammengefaßt wurden, sind im Alter von 1—6 Monaten gestorben. Ihre Scheitel-Fersenlänge beträgt 53—61 cm, die Sondenlänge 2,3—2,6 cm (Tabelle 4). Auffallend ist der erhebliche Rugaeverlust, so daß das cervicale Drüsenfeld nur noch einzelnen schmalen und kurzen Bindegewebsleisten aufsitzt. Auch in diesem Lebensabschnitt ist zumindest stellenweise das Cervixepithel noch ektropioniert. Dieser Befund ist aber zum Teil nur

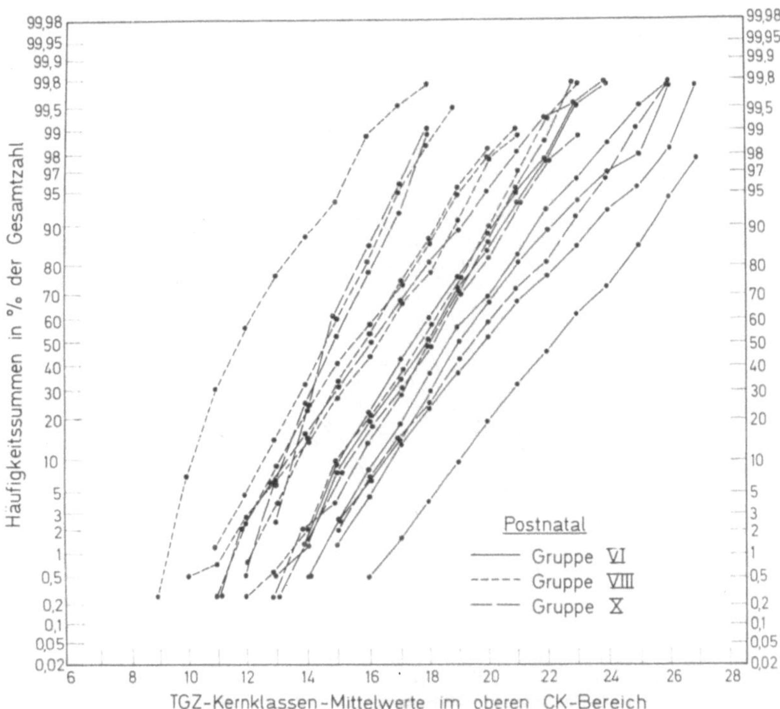

Abb. 15. Darstellung der individuellen Kerndurchmesser des oberen cervicalen Drüsenfeldes der Gruppen VI, VIII, X als Summenkurven im Wahrscheinlichkeitsnetz

durch Serienschnitte zu erheben. Das cervicale Drüsenfeld ist einschichtig, die Schleimzelle im oberen und unteren Cervixbereich vorwiegend niederzylindrisch bis kubisch, der Kern basalständig und im Aschebild kaum noch nachweisbar. Sekretblasen und deutlich ausgebildete, auch im Spodogramm nachweisbare Crustae findet man in diesem Lebensabschnitt nicht mehr. Auffallend ist der Schleimgehalt und seine Verteilung, was besonders im PAS-Präparat deutlich wird. So findet man PAS-positive Substanzen praktisch kaum noch diffus über die Zelle verteilt, sondern vorwiegend — im Einzelfall auch ausschließlich — im Bereich der Zellapex. Letztere Form der Schleimverteilung sieht man besonders im oberen Cervicalkanal. Auch die AF- und ABmv-Präparate weisen dieses intracelluläre Verteilungsmuster auf, was gleichfalls für die eiweißhistochemischen Reaktionsorte gilt. Bei der Auswertung von 500 Zellen in den üblichen Meßbereichen ergeben sich für PAS, AF und ABmv die in Tabelle 4 aufgeführten Prozentwerte. Der Gruppenmittelwert beträgt im PAS-, AF- und ABmv-Präparat im unteren Meßbereich für schleimfreie Zellen 16,3% +(—)17,5 für PAS; 19,7% ± 14,1 für AF und 49,3% ± 23,1 für ABmv. Der Hundertsatz völlig mit Schleim gefüllter Zellen beträgt in diesem Meßbereich 21,5% +(—)35,2 für PAS, 21,5% +(—)35,8 für AF und 17,3 % +(—)32,0 für ABmv.

Diese Werte betragen im oberen CK 38,3% ± 24,4, 47,7% ± 24,2, 64,0% ± 10,2 respektive 8,0% +(—)9,4; 5,5% +(—)8; 3,5% +(—)4,7 (Abb. 14).

3*

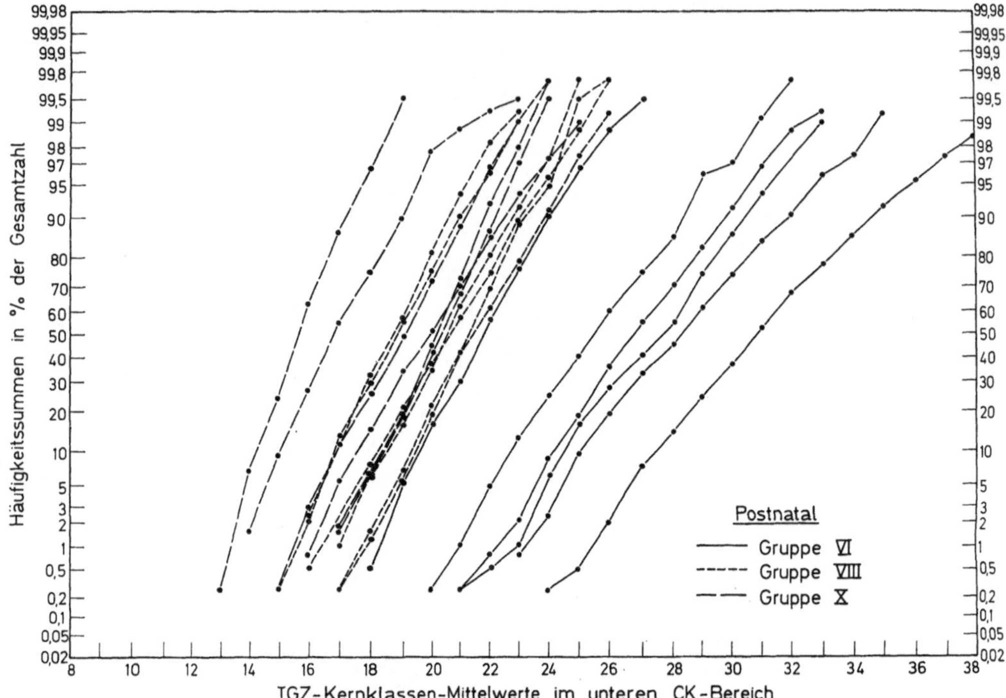

Abb. 16. Darstellung der individuellen Kerndurchmesser des unteren cervicalen Drüsenfeldes der Gruppen VI, VIII, X als Summenkurven im Wahrscheinlichkeitsnetz

Metachromatische und DDD-positive Substanzen findet man jetzt nur noch in der Apex einzelner Zellen. Sonst zeigt die Schleimzusammensetzung aber keine Veränderung gegenüber der Vorgruppe.

Die mittleren TGZ-Kerngrößen betragen im unteren CK in Höhe des Scheidenansatzes 23,9 NE $\pm$ 1,9 und im oberen Bereich 18,3 NE $\pm$ 1,7. Die Einzelwerte gehen aus der Tabelle 4 hervor.

Auffallend ist, daß der extracelluläre Schleim groblamellär bis balkig strukturiert ist und Wabenbildungen kaum noch vorkommen.

Gruppe VIII—IX. Die Fälle der Gruppe VIII sind $>^1/_2$—1 Jahr, die der Gruppe IX $1^1/_2$ bis ca. 4 Jahre alt. Die Sondenlänge des Uterus beträgt zu dieser Zeit in unserem Material 2,2—2,4 bzw. 2,1—2,8 cm (Tabelle 4). Beide Gruppen unterscheiden sich nur insofern voneinander, als das Drüsenfeld in der 1. Gruppe zum Teil nur extracervical, in der 2. Gruppe aber stets intracervical liegt, so daß hier ein Ectropium nicht mehr nachweisbar ist. Wiederum kann der Übergang von Plattenepithel zu Cylinderepithel abrupt mit und ohne Bindegewebsleiste sein. Die Zellage ist in beiden Gruppen einschichtig und wird von scharf begrenzten kubischen, zum Teil sogar abgeplatteten Zellen gebildet. Sie haben einen basalständigen, chromatinreichen Kern, der die kleinen, flachen Zellen fast völlig ausfüllt. Im Spodogramm kommt die scharfe Zellbegrenzung besonders deutlich zur Darstellung. Einen aschereichen Kernbezirk, wie im Plattenepithel der Portio, findet man in den Cervixzellen nicht. Zeichen der Vesikulation kann man mit

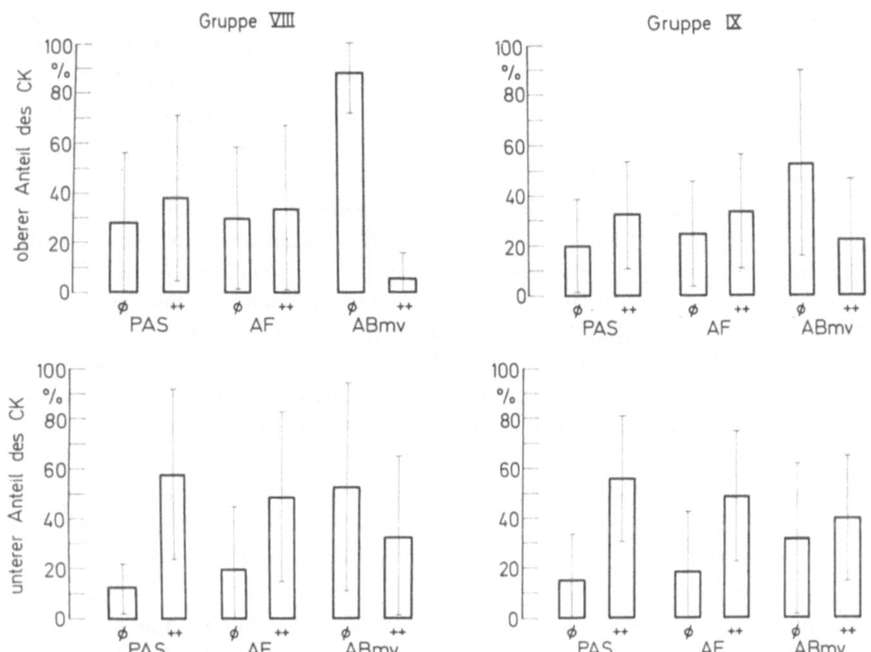

Abb. 17. Darstellung des Hundertsatzes völlig schleimfreier (Ø) bzw. total mit Schleim gefüllter (++) Cervixzellen im PAS-, AF-, ABmv-Präparat sowohl im oberen als auch unteren
Anteil des cervicalen Drüsenfeldes der Gruppen VIII—IX

keiner Färbung oder histochemischen Reaktionen in den kleinen Zellen nachweisen. Dennoch erkennt man intracelluläre Schleimschollen, die mit den bisher
schon beschriebenen und angewandten histochemischen Reaktionen nachweisbar
sind. Die kohlenhydrathistochemischen Mengenverhältnisse, ausgedrückt im
Prozentsatz nach Auswertung von 500 Zellen im oberen und unteren Cervicalkanal, gehen aus Tabelle 4 und Abb. 17 hervor. Die entsprechenden Mittelwerte
der Gruppe VIII betragen im unteren Meßbereich für schleimfreie Zellen bei der
PAS-Reaktion 12,7% ±11,1, AF-Färbung 19,7% + (—)24,7 und ABmv-Reaktion
52,5% ± 42,3 bzw. für völlig mit Schleim gefüllte Zellen bei denselben histochemischen Reaktionen 57,5% ± 33,5; 48,5% ± 33,5; 32,5% ± 32,1. Für den
oberen Meßbereich liegen diese Werte bei 27,5% + (—)27,8 für Zellen ohne PAS-
positives Material, 29,5% ± 27,8 für schleimfreie Zellen im AF-Präparat und
87,5% ± 15,7 für Zellen ohne ABmv-positiven Schleimeinschluß.

Diese Prozentzahlen liegen für Zellen, die völlig mit Schleim ausgefüllt sind,
im oberen Meßbereich für PAS bei 38,0% ± 33,1, für AF bei 34,3% ± 32,8 und
für ABmv bei 6,3% + (—)9,9.

Die entsprechenden quantitativen Angaben über den intracellulären Schleimgehalt für Gruppe IX im Meßbereich des unteren Cervicalkanals: für schleimfreie
Zellen bei 14,8% + (—)19 nach PAS-Reaktion, 18,8% + (—)24,5 für AF-Färbung,
32,3% ± 29,8 im ABmv-Präparat. Im gleichen Meßbereich liegt der Hundertsatz
total verschleimter Zellen im PAS-Präparat bei 56,2% ± 24,6, bei AF 48,5% ±

26,4 und für ABmv 39,8% $\pm$ 24,5. In Höhe der letzten Ruga betragen die Prozentsätze bei der quantitativen Schleimbewertung für schleimfreie Zellen im PAS-
Präparat 19,7% $\pm$ 19,3, für AF 24,7% $\pm$ 21,1 und im ABmv-Schnitt 52,2% $\pm$ 37,2.
Dagegen liegen die Hundertsätze für völlig von Schleim ausgefüllte Zellen bei
32,7% $\pm$ 21,1 nach PAS-Reaktion, 33,8% $\pm$ 23,4 nach AF-Färbung bzw. 22,5%
$+(-)$23,9 im ABmv-Präparat.

Die Basophilie der intracellulären Schleimstoffe liegt bei 2,5—2,7. Proteide,
die bei differenzierenden Reaktionen für NH_2-Reichtum und Histidin-, Arginin-,
Tryptophan -und Tyrosin-Gehalt sprechen, sind an der Zellbasis respektive -apex
und nur zum Teil diffus in den abgeflachten bis kubischen Zellen nachweisbar.
Die DDD-Reaktion und die Metachromasie fällt nur umschrieben apikal schwach
positiv aus. In Ergänzung zur fehlenden Vesikulation liegt im Cervixkanal kein
Sekret, wenn man von vereinzelten kleinen Schleimbalken und -fäden im unteren
Anteil absieht. Sie zeigen dieselben histochemischen Eigenschaften wie die der
Vorgruppen.

Der mittlere TGZ-Wert beträgt in der unteren Meßzone der Gruppe VIII
20,7 NE $\pm$ 1,2 und für Gruppe IX 20,2 NE $\pm$ 1,6. Im oberen Meßbereich liegen
diese Werte bei 16,0 NE $\pm$ 1,6 bzw. 17,7 NE $\pm$ 1,6. Die Individualwerte sind aus
Tabelle 4 und z. T. Abb. 15 und 16 ersichtlich.

Gruppe X. In der letzten Gruppe unserer Untersuchungsreihe sind Kinder
erfaßt, die im >7.—11. Lebensjahr ad exitum kamen (Tabelle 4). Ihre Körperlänge beträgt 125—145 cm, die Sondenlänge des Uterus 2,1—3,6 cm. Im Gegensatz zur Gruppe IX ist der Übergang von Plattenepithel der Portio zum Cylinderepithel des cervicalen Drüsenfeldes vorwiegend genau am äußeren Muttermund
gelegen. Neben dem bekannten abrupten Übergang zwischen den beiden Zell-
formen findet man im Einzelfall jetzt auch wieder Durchmischungen mit Ersatz-
zellen, die sich teils plattenepithelial, teils cylinderzellig differenzieren. Das Epithel
ist in dieser Zeit wieder zylindrisch, zeigt einen basalständigen elliptischen Kern
mit mittlerem Aschegehalt und deutliche Sekretschollen bzw. -granula, wie wir
sie in Form, Verteilung und histochemischem Muster schon in Gruppe IV beschrieben haben. Wir verzichten daher auf eine Wiederholung der histologisch-
histochemischen Befunde.

Die quantitativen kohlenhydrathistochemischen Bewertungen des Schleimes
im PAS-, AF- und ABmv-Präparat gehen aus Tabelle 4 und Abb. 18 hervor.
Im unteren CK liegt der Prozentsatz schleimfreier Zellen im PAS-Präparat bei
2,3% $+(-)$3,5, im AF-Schnitt bei 2,8% $+(-)$3,6 und nach ABmv-Reaktion bei
4,8% $+(-)$5,9. Dagegen hat der Gehalt völlig mit Schleim ausgefüllter Zellen
gegenüber den Vorgruppen erheblich zugenommen und beträgt im unteren
Meßbereich für PAS 93,8% $\pm$ 7,5, für AF 91,7% $\pm$ 7,5 und für ABmv 88%
$\pm$ 12,4.

Im oberen Meßbereich findet man schleimfreie Zellen in 5,5% $\pm$ 5,2 für PAS,
7,0% $\pm$ 5,9 für AF, 7,2% $\pm$ 5,9 für ABmv. Dagegen ergibt der Hundertsatz total
mit Schleim ausgefüllter Zellen im PAS-Präparat 89,0% $\pm$ 9,1, nach AF-Färbung
85,8% $\pm$ 12,6 und für die ABmv-Reaktion 84,8% $\pm$ 13,8.

Der mittlere Kerndurchmesser beträgt im unteren CK 19,3 NE $\pm$1,9 und im
oberen Anteil des cervicalen Drüsenfeldes 17,5 NE $\pm$1,9 (Tabelle 4, Abb. 16).

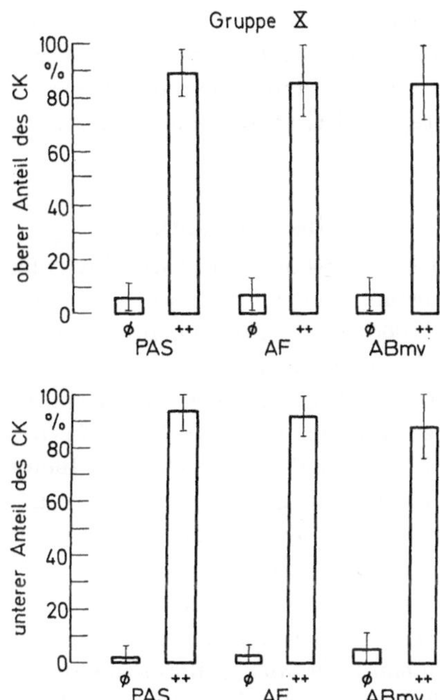

Abb. 18. Darstellung des Hundertsatzes völlig schleimfreier (Ø) bzw. total mit Schleim gefüllter (+ +) Cervixzellen im PAS-, AF-, ABmv-Präparat sowohl im oberen als auch unteren
Anteil des cervicalen Drüsenfeldes der Gruppe X

V. Besprechung der Befunde und statistische Auswertung

1. Wachstum des Uterus, insbesondere des cervicalen Drüsenfeldes

Bei früheren allometrischen Studien konnten wir sehen, daß das Wachstum des Uterus nicht mit der einfachen Wachstumsformel $y = b \cdot x^{\alpha}$ charakterisiert werden kann (Hiersche, Fassl, Martin, 1969). Vielmehr zeigt das Organ eine fetale positive Allometrie, d.h. ein schnelleres Wachstum des Uterus bezogen auf das des Körpers. Dieser positiven Allometrie folgt postpartal bis zum 1. Lebensjahr eine Enantiometrie, d.h. eine Uterusverkleinerung trotz Längenzunahme des Gesamtorganismus. Vom 1. bis ca. 7. Lebensjahr zeigt der Uterus keine Größen-änderung. Erst danach setzt eine negative Allometrie bis zum Ende der Beob-achtungszeit ein, d.h., daß der Uterus — bezogen auf die Größenzunahme des Gesamtorganismus — langsamer wächst.

Von dieser Größenveräderung ist vorwiegend die Cervix uteri betroffen. In den untersuchten Lebensphasen unterliegt auch das cervicale Drüsenfeld einem Wandel, der sowohl seine Ausdehnung als auch seinen Aufbau betrifft. Während die untere Grenze zwischen Endometrium cervicis und Portioepithel bis zum 8. Fetal-monat vorwiegend intracervical liegt, sieht man im 9. Schwangerschaftsmonat, d.h. Gruppe III unseres Materials, sowohl eine intra- als auch extracervical gelegene Grenzzone. Dagegen überwiegt ab dem 10. Schwangerschaftsmonat eine Ektropionierung der Cervixschleimhaut, die mehr oder weniger deutlich bis zum 7. Lebensmonat erhalten bleibt. Zumindest ist bis zu diesem Zeitpunkt die Grenze am äußeren Muttermund. Danach retrahiert sich das cervicale Drüsenfeld, so daß das plattenepitheliale Portioepithel bis in den unteren Cervicalkanal reicht. Erst um das 7. Lebensjahr, d.h. in der letzten Gruppe unseres Materials, findet man die Plattenepithel-Cylinderepithel-Grenze wieder am äußeren Muttermund oder gar auf der Portio.

2. Das Ectropium

Eingehende neuere kritische Studien über die Ektropionierung des Cervixepithels während der Lebensphasen der Frau stammen von Schneppenheim et al. (1958) und von Hamperl (1965a). Sie kommen in ihren Untersuchungen zu der Feststellung, daß von der bekannten angeborenen, in ca. 50% nachweisbaren Ektropionierung des Cervixepithels „bis zum 10. Lebensjahr nichts mehr übrig ist" (Hamperl, 1965a). Dagegen meinen Gruenagel (1957) u.a., daß die bei vielen Neugeborenen festgestellte „Erosion" stets erhalten bleibt. Diese Feststellung können wir in Übereinstimmung mit Schneppenheim et al. (1958) und Hamperl (1965a) nicht bestätigen. In unserem Material konnten wir Rückbildungstendenzen des cervicalen Ectropiums in der Kindheit feststellen.

Die Ursache für diese Grenzverschiebung ist umstritten. Meyer (1910), Maltez (1955) und Gruenagel (1957) sind der Ansicht, daß vorwiegend eine Wucherung von basalen Zellen mit *plattenepithelialer* Differenzierung im Sinne der plattenepithelialen Prosoplasie Fluhmanns die Ursache ist. Dagegen konnte Hamperl (1965a) in seinem Material zeigen, daß sich durch die postpartale Verformung der kindlichen Portio das Plattenepithel mit seiner elastischen Fasermembran quasi in den Cervicalkanal retrahiert.

3. Die Basalzelle

Bei unserem Studium am cervicalen Drüsenfeld fanden wir neben schleimbildenden Cylinderzellen schleimfreie kubische Elemente mit hellem, glasigen Cytoplasma und chromatinreichem, mittelständigen Kern. Diese Zellen sitzen der Basalmembran auf und sind entweder in Lagen oder Zellkugeln angeordnet. Auffallend ist die erhebliche, durch Ribonucleinsäure bedingte cytoplasmatische Basophilie, ein Charakteristikum für proliferierende Zellen. In einzelnen Fällen kann man den Übergang dieser kubischen Elemente in schleimhaltige Cylinderzellen, aber auch in plattenepitheliale Formen mit deutlichen Intercellularbrücken verfolgen (vgl. Abb. 8). Diese kubischen ribonucleinsäurereichen Zellverbände werden in der amerikanischen Literatur als „reserve cells" bezeichnet (Rosenthal et al., 1952; Hellman et al., 1954; Allen, 1954; Fluhmann, 1961). Diese Wortwahl ist unseres Erachtens irreführend, da hierdurch der Eindruck erweckt wird, es handle sich um *persistierende* multipotente embryonale Zellen. Das würde bedeuten, daß bereits normalerweise im Cervicalkanal Basalzellen nachweisbar sind. Dieses ist jedoch zumindest im normal differenzierten cervicalen Drüsenfeld ungewöhnlich. Wir stimmen daher Meinrenken (1956) zu, wenn er schreibt: „Fraglich erscheint nur, ob wir zur Erklärung ihres Auftretens wirklich der Annahme einer *präexistenten* Basalzelle bedürfen." Meinrenken (1956), aber auch Gruenagel (1957) kommen aufgrund ihrer Untersuchungen zu dem Schluß, daß Basalzellen sogar vereinzelt Schleim enthalten können. In unserem Material war das nicht der Fall. Möglicherweise haben die Untersucher Plattenepithelknötchen im cervicalen Drüsenfeld, auf die wir weiter unten ausführlich eingehen werden, als Basalzellen gedeutet. In Übereinstimmung mit Masshoff (1955) meinen wir, daß die Ersatzzelle als differenzierte intermitotische Zelle (Cowdry, 1942) anzusprechen ist und die Fähigkeit hat, in die reversibel postmitotische Zelle des cervicalen Drüsenfeldes überzugehen (s. auch Stegner, 1968).

Als Ursache der Basalzellbildung werden vor allem Entzündungen und hohe Oestrogenwerte angeschuldigt. In unserem Material sahen wir aber weder während der Fetalzeit noch der Kindheit eine subepitheliale Entzündung. Diese kann daher in unseren Fällen die Basalzellbildung nicht induziert haben. Sicher ist jedoch, daß zumindest in der Präpartalzeit der Oestrogenspiegel beim Fet aufgrund der Einschwemmung mütterlicher Hormone sehr hoch ist. Diese werden aber von der Frucht selbst zum größten Teil inaktiviert (Diczfalusy, 1968; Diczfalusy et al., 1961), so daß sie nur bedingt die Bildung differenzierter intermitotischer Zellen hervorrufen können. Wir glauben daher, daß noch andere induzierende bzw. rezipierende Momente hinzutreten müssen. Dies gilt um so mehr, als eine Basalzellbildung nur im unteren Cervicalkanal, jedoch nie im oberen Anteil des cervicalen Drüsenfeldes unseres Materials nachweisbar ist. Offenbar spielt somit die *Lokalität* eine entscheidende Rolle. Weiterhin könnten hier *biologische Wirkstoffe* von Bedeutung sein, die neuerdings von Bullough et al. (1967) als ,,chalones" beschriebne wurden. Sie wirken regulierend auf das Wachstum ein und sind nicht art-, sondern organspezifisch. So wäre es möglich, daß ähnliche ,,chalones" die rasche Proliferation im unteren cervicalen Drüsenfeld beeinflussen, wobei Östriol noch modulierend mitwirkt. Die Basalzelle, deren Auftreten somit Ausdruck eines erheblichen Proliferationsreizes ist, finden wir im 9. und 10. Schwangerschaftsmonat bzw. als Einzelfall im 8. Lunarmonat und 8.—11. Lebensjahr.

4. Formale Genese der Ektropionierung

Gerade während des 8.—10. Schwangerschaftsmonats und des 8.—11. Lebensjahres unterliegt der Uterus einem deutlichen Wachstumsschub, was aus der zunehmenden Sondenlänge ersichtlich ist, und zeigt eine beginnende oder voll ausgebildete Ektropionierung des cervicalen Drüsenfeldes. Dagegen konnten wir in allen Fällen, bei dem die Plattenepithel-Cylinderepithel-Grenze (PCG) *am äußeren Muttermund bzw. intracervical liegt, keine Basalzellen finden.* Letztere können daher nicht Ursache einer metaplastisch bedingten Grenzverschiebung sein. Darüber hinaus fanden wir, daß sich nicht nur die PCG verschiebt, sondern — in Übereinstimmung mit Hamperl (1965a, b) — auch die elastische Faserschicht unter dem Plattenepithel. So war in Fällen mit intracervicaler PCG die elastische Faserlage bis in den Cervicalkanal hinein nachweisbar, während sie bei der Ektropionierung des cervicalen Drüsenfeldes entsprechend der Ausbreitung des Plattenepithels nur die äußeren Anteile der Portio überzog. Bei dieser Grenzverschiebung scheint das Endometrium cervicis bzw. das Plattenepithel mit seiner Basalmembran über einen weniger modellierbaren, derben Bindegewebscylinder zu gleiten, ein Vorgang, den Ober et al. (1956), Schneppenheim et al. (1958) und Hamperl (1965b) im Leben der Frau erstmals beschrieben haben.

Basalzellhyperplasie und Ektropionierung sind somit Ausdruck einer gemeinsamen Ursache: Wachstum des cervicalen Drüsenfeldes im Rahmen der Größenzunahme des Uterus. Dementsprechend sehen wir das Ectropium als fast konstanten kolposkopischen Befund auch bei Schwangeren.

5. Das sog. Plattenepithelknötchen

Gerade in den Lebensphasen erhöhten cervicalen Wachstums finden wir neben differenzierten intermitotischen Zellen eigentümliche, an Plattenepithel erinnernde Zellknötchen (vgl. Abb. 13). Sie bauen sich aus unregelmäßigen, im Zentrum oft polygonalen, leistenartig begrenzten Individuen ohne Epithelfaserung auf. Hierbei zeigen die größeren Epithelnester eine hin und wieder unterschiedliche Wachstumspolarität mit stellenweise wirbelartig verlaufenden Epithelsträngen. Zentral findet man vereinzelt Nekrobiosen, die trotz fehlender Keratinkörnchen eine Hornperle vortäuschen können. Gleichzeitig enthalten die abgeflachten Zellen mit dem chromatinreichen Kern Schleimeinschlüsse und bauen zum Teil tubuläre Strukturen auf. In Verbindung mit dem hier bestehenden Glykogenmangel und fehlenden Intercellularbrücken deutet dieser Befund darauf hin, daß diese an Plattenepithel erinnernden Knötchen vom Cylinderepithel abstammen. An ihrer Wachstumsfront komprimieren sie das zellreiche Stroma bzw. liegen in den Drüsenschläuchen. Im Gegensatz zu den intermitotischen differenzierten Zellhaufen zeigen diese Knötchen nie Mitosen. Diese Strukturen stimmen völlig mit den sog. Plattenepithelknötchen überein, die R. Meyer (1930), Pistofidis (1938), Randerath (1954), Hiersche u. Strauss (1962) und Strauss u. Hiersche (1963a, b) am Endometrium corporis beschrieben. Ihre formale Genese ist umstritten. Feyrter (1953) hält es für möglich, daß sie sich aus dem „parakrinen Organ" ableiten. Beziehungen zwischen hellen Zellen und den Plattenepithelknötchen konnten wir ebensowenig wie Randerath (1954) am Endometrium corporis wahrscheinlich machen. Gleiches ergaben unsere Untersuchungen am cervicalen Drüsenfeld. Sehr verbreitet ist die These von R. Meyer (1930), daß die Plattenepithelknötchen in Analogie zu der oben beschriebenen Prosoplasie an der Cervix uteri durch indirekte Epithelmetaplasie subepithelial gelegener Zellen des Müllerschen Epithels entstünden. Hieraus ist auch verständlich, daß Gruenagel (1957) bei seinen Untersuchungen an fetalen und kindlichen Cervices Basalzellbildungen und offenbar schleimhaltige flachzellige „Epithelknötchen" als identisch wertete. Gleichartig deutete Meinrenken (1956) seine histologischen Befunde an der Cervix uteri schwangerer Frauen, wenn er schreibt: „Manche dieser Zellen (gemeint sind Basalzellen) zeigen an der Zellgrenze eine schwache Schleimreaktion." Dagegen hat R. Meyer später selbst an der Berechtigung seiner Vorstellung gezweifelt, nachdem er die von Schridde (1930) geforderten Intercellularbrücken in den Knötchen nicht nachweisen konnte. Er sprach daher nur noch von „sogenannten" Plattenepithelknötchen. In Übereinstimmung mit W. Müller (1951) kamen wir aufgrund unserer histologisch-histochemischen Untersuchungen zu dem Schluß, daß diese Zellknötchen im Endometrium corporis lediglich zum Teil funktionell unreife postmitotische Cylinderzellen darstellen. Sie werden nur unter dem Einfluß von Druck- und Gegendruckkräften sowie katabiotischen Veränderungen dem geschichteten Plattenepithel ähnlich, ohne dessen Kriterien zu erfüllen. Gleichartige Verhältnisse liegen im cervicalen Drüsenfeld vor.

Zur Klärung der kausalen Genese dieser Plattenepithelknötchen werden hohe Oestrogenwerte angeschuldigt (Siegert, 1938). Durch Tierexperimente konnte dieser Zusammenhang jedoch nicht eindeutig geklärt werden (Zusammenfassung: Strauss u. Hiersche, 1963a). Es besteht jedoch weitgehende Übereinstimmung darin, daß selbst unphysiologisch hohe Oestrogenmengen kaum die alleinige Ursache dieser Plattenepithelknötchen sein können. Hiergegen spricht schon ihr seltenes Auftreten bei der glandulär-cystischen Hyperplasie des Endometriums. Weiterhin verfügt der Fet — wie wir weiter oben schon ausführten — gar nicht über genügende Mengen induzierender Oestrogene (Diczfalusy, 1968). Schließlich ist auch erstaunlich, daß derartige Veränderungen, die nach übereinstimmender Ansicht Ausdruck einer Proliferation sind, ähnlich wie die Basalzellbildung nur im unteren Cervicalkanal des Feten und Kindes auftreten. Da Basalzellen und Mitosen im Bereich der Plattenepithelknötchen fehlen, handelt es sich unseres Erachtens um Proliferationszentren, die durch amitotische Zellteilung funktionaler Cylinderzellen entstanden sind.

Aufgrund des lokal begrenzten Auftretens der Basalzellen und Plattenepithelknötchen ergibt sich ein morphologisch faßbarer funktioneller Unterschied zwischen unterem und oberem Anteil des cervicalen Drüsenfeldes.

6. Die Drüsenzelle im oberen/unteren Anteil des Cervicalkanales

In den von uns untersuchten Lebensphasen unterliegt somit die Cervix uteri morphologisch charakterisierten und statistisch gesicherten cervicalen Wachstums- und Rückbildungsprozessen. Ersterer ist am ausgeprägtesten vom 8.—10. Fetalmonat bzw. >7.—11. Lebensjahr, letzterer im 1. Lebensjahr. Während der Wachstums- und Rückbildungsphase erfährt aber das Cervixepithel eine von diesem Vorgang weitgehend unabhängig erscheinende Veränderung. Findet man im 5. und 6. Fetalmonat noch ein zum Teil 4—5schichtiges Cervixepithel, so ist dieses in der sich unmittelbar daran anschließenden Lebensphase 1—2schichtig, um dann stets bis einschließlich zum 11. Lebensjahr nur noch eine Lage zu bilden. Hierbei sind die Schichten im oberen Cervicalkanal geringer als im unteren Anteil und nehmen auch rascher an Zahl ab. Somit verhalten sich diese beiden Anteile *eines* Organabschnittes unterschiedlich. Dagegen zeigen sich während der einzelnen Lebensalter zell- und kernmorphologische Unterschiede, die zeitlich genau in die vorher beschriebenen Wachstums- und Rückbildungsphasen fallen.

Kubische bis zylindrische Zellen mit basalständigem Kern der frühen Fetalzeit unseres Materials nehmen im Laufe des intrauterinen Lebens hochzylindrische Form an. Spätestens im 10. Fetalmonat sind darüber hinaus alle vorher basalständigen Kerne in den Zellen des unteren und oberen Anteils des cervicalen Drüsenfeldes mittelständig. Bei Feten von 46—58 cm findet man daher hochzylindrische Zellen mit mittelständigem Kern. Post partum wird die Zelle wieder kubisch — im Einzelfall sogar völlig flach — und der Kern rückt an die Zellbasis. Eine Umbildung der Zelle wird dann erst wieder bei 8—11jährigen Mädchen sichtbar: die Zellen sind dann zylindrisch, wenngleich die Kerne auch in diesen Fällen basalständig bleiben.

Vergleichende Untersuchungen am fetalen und kindlichen cervicalen Drüsenfeld liegen bislang nicht vor. Es haben sich jedoch viele Autoren mit der Zellform und dem Kernstand der adulten Cervixdrüsen beschäftigt und versucht, beim Erwachsenen ein cyclisches Geschehen zu beschreiben. Hierbei kam Wollner (1938) zu der Ansicht, daß das Endometrium cervicis auch zeitlich den gleichen Veränderungen unterliegt wie der Korpusanteil, und beschreibt aufeinanderfolgend Proliferation, Sekretion und Desquamation. In der 1. Phase fand er nieder-zylindrische Zellen mit basalständigem Kern. Diese werden später hochzylindrisch, enthalten Schleim und haben einen mittelständigen Kern. Diese Zellen sollen nach seiner Untersuchung während der Menstruation sogar abgestoßen werden. Papanicolaou, Traut u. Marchetti (1948) meinen jedoch, daß in der Follikelphase die kubische Zelle mit zunehmender Funktion angedeutet größer würde. Dagegen sind ihres Erachtens die Kerne zu dieser Zeit nur inkonstant mittelständig. Andererseits sahen Goecke, Billich u. Schümmelfeder (1952) in Fällen mit cervicaler Hypersekretion hochzylindrische Zellen, bei denen der durch Schleim napfförmig eingedrückte Kern basal lag. Schließlich beobachtete Stieve (1927) bei Schwangeren sowohl kubische als auch hochzylindrische Zellen mit teils mittelständigem, teils basalständigem Kern.

Aus rein morphologischer Sicht dürften somit die von uns beobachtete Zellvergrößerung bzw. -verkleinerung und der Kernstand nur bedingt auf eine unterschiedliche Funktion hindeuten.

7. Die Sekretbildung in Abhängigkeit von Ort und Zeit

Auch in unserem Material war die *Schleimbildung* nicht obligat an ein einschichtiges zylindrisches Epithel gebunden und die Kerne auch bei großen intracellulären Sekretmengen insbesondere in Gruppe III und X basalständig. Die erste mit der PAS-Reaktion erfaßte Sekretbildung findet man im 7. Fetalmonat, also zu einer Zeit, da die Tachyauxesis des Uterus schon deutlich ausgebildet ist. Die Schleimproduktion wird zuerst nahe der PCG im baso-lateralen oder apico-lateralen Bereich der Zelle sichtbar; später wird die Zelle relativ rasch völlig von Schleim ausgefüllt. Die Sekretmenge nimmt in corporaler Richtung erheblich ab und ist im 7. auf 8. Fetalmonat in der letzten Cervixdrüse höchstens randständig bzw. gar nicht nachweisbar. Somit besteht auch in der Schleimbildung zeitweise ein Unterschied zwischen dem unteren und oberen Cervicalkanal (s. Tabelle 3, Abb. 3, 7, 12, 14, 17 und 18). Eine praktisch diffuse Schleimverteilung im *gesamten* cervicalen Drüsenfeld findet man erst im 10. Schwangerschaftsmonat. Sie hält bis fast 2 Wochen post partum an, um danach oft mit gleichzeitiger Zellverkleinerung erheblich abzunehmen. Ein völliges Erlöschen der Sekretbildung tritt jedoch auch während der Kindheit praktisch nicht ein. Schon im 8. Lebensjahr — also lange vor der Menarche — hat der an Größe zunehmende Uterus wieder ein deutlich ausgebildetes schleimproduzierendes cervicales Drüsenfeld (Tabelle 4, Abb. 18).

Um die beschriebenen Verhältnisse der Schleimbildung in den einzelnen Lebensphasen auswerten zu können, wurden die in den PAS-Präparaten ermittelten Prozentzahlen schleimfreier bzw. völlig mit Schleim ausgefüllter Zellen des unteren und oberen Cervicalkanals dem Rangtest nach Wilcoxon für unverbundene Stichproben unterzogen. PAS-reagibles Glykogen, freie Aldehyde, reaktionsfähige Aminoalkohole und Äthylenverbindungen wurden vorher spezifisch ausgeschlossen.

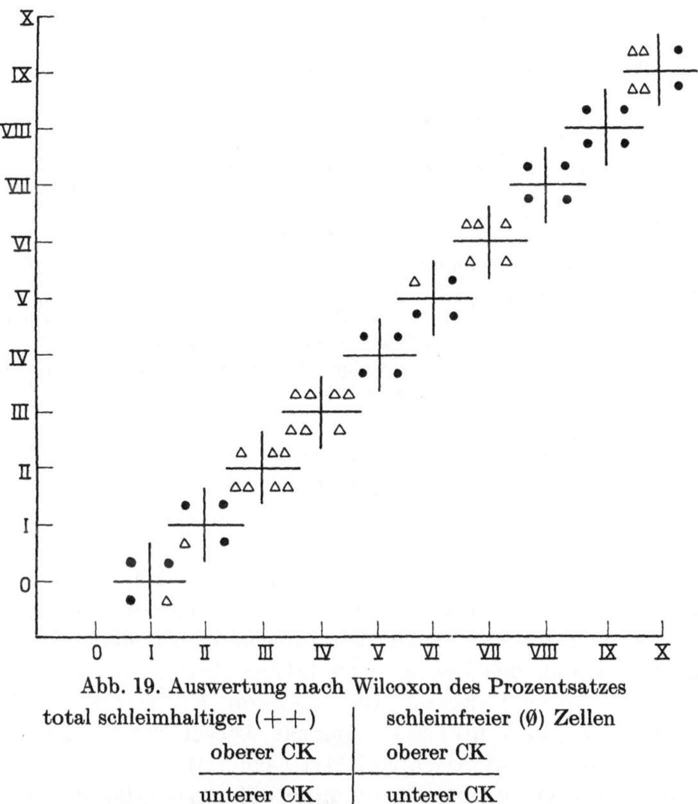

Abb. 19. Auswertung nach Wilcoxon des Prozentsatzes

total schleimhaltiger (++)	schleimfreier (∅) Zellen
oberer CK	oberer CK
unterer CK	unterer CK

zwischen den Gruppen 0—X im PAS-Präparat. ● Kein statistisch gesicherter Unterschied, ▲ statistisch auffälliger Unterschied, ▲▲ statistisch gesicherter Unterschied

Bei unseren statistischen Auswertungen sind Werte ab 13 statistisch auffällig, über 16 statistisch gesichert. Die Ergebnisse sind in Abb. 19 zusammengefaßt.

Die Auswertung schleimhaltiger Zellen im unteren cervicalen Drüsenfeld ergab, daß zwischen dem 5./6. und dem 7. Fetalmonat mit 9 in der Schleimbildung quantitativ keine Differenz besteht. Eine Auffälligkeit (13,5) tritt erst zwischen dem 7. und 8. Monat ein (Gruppe I/II). Gesichert unterschiedlich (18) ist die Schleimbildung aber erst zwischen Gruppe II und III bzw. III und IV, d. h. zwischen dem 8./9. und 9./10. Schwangerschaftsmonat. Überlange Kinder (Gruppe V), die zumindest als reif, wenn nicht gar übertragen angesehen werden können, zeigen gegenüber Kindern im 10. Fetalmonat bzw. gegenüber Neugeborenen mit üblichen Körperlängen keinen Unterschied. Wir wiesen jedoch schon darauf hin, daß in dieser Gruppe die PAS-positiven Substanzen zwar noch diffus über die gesamte Zelle verteilt sind, die rötlichen Schollen und Granula sich aber kaum noch überlagern und somit Lücken zwischen sich aufweisen. Dieses spricht für eine Reduzierung der Schleimbildung, die im PAS-Präparat aber nur in der Beschreibung zum Ausdruck kommen kann. Ähnliche Bilder findet man in Gruppe VI. Es ist daher nicht verwunderlich, wenn sich zwischen Reifgeborenen und Kindern bis zur 2. Lebenswoche im PAS-Präparat kein statistisch gesicherter

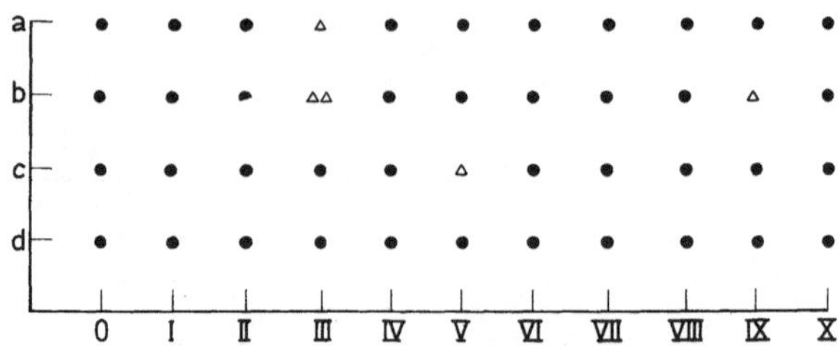

Abb. 20a—d. Ergebnis des Stichprobentests nach Wilcoxon beim Vergleich des Prozentsatzes der Zellen im oberen zum unteren CK, die a völlig frei von PAS-positivem Substrat sind, b diffus von PAS-positivem Substrat ausgefüllt sind, c völlig frei von ABmv-positivem Substrat sind, d diffus von ABmv-positivem Substrat ausgefüllt sind. • Statistisch nicht gesicherter Unterschied, ▲ statistisch auffälliger Unterschied, ▲▲ statistisch gesicherter Unterschied

Unterschied in der Schleimbildung des unteren cervicalen Drüsenfeldes ergibt. Dagegen findet man einen auffälligen Unterschied (14) zwischen Gruppe VI (5.—12. Lebenstag) und Gruppe VII (1.—6. Lebensmonat). Gruppe VII, VIII und IX zeigen untereinander keine Differenz. Diese findet man statistisch gesichert (18) erst nach dem 7. Lebensjahr in Gruppe X. Im PAS-Präparat tritt die Schleimbildung im oberen Cervicalkanal verzögert ein, zeigt jedoch post partum gegenüber dem unteren Anteil des cervicalen Drüsenfeldes eine raschere Reduzierung. Dies ergibt sich bei der Auswertung des Hundertsatzes total mit Schleim gefüllter Zellen im Rangtest nach Wilcoxon. Ein auffälliger Unterschied besteht erst zwischen dem 8. und 9. Fetalmonat. Dieser statistische Unterschied ist im 9./10. Monat sogar statistisch gesichert (Abb. 19).

Die postpartal rascher eintretende Funktionsminderung im *oberen* Anteil des cervicalen Drüsenfeldes kommt dagegen durch den auffälligen (13) bzw. statistisch gesicherten (18) Unterschied zwischen den Gruppen V/VI bzw. VI/VII zum Ausdruck. Verständlicherweise findet man einen gesicherten Unterschied mit dem Einsetzen der vorher erheblich reduzierten Schleimbildung nach dem 7. Lebensjahr auch im oberen Cervixabschnitt (Abb. 19).

Eine unterschiedliche Aktivität zwischen unterem und oberem Anteil des Endometriums cervici ergibt sich auch beim Vergleich beider Cervixabschnitte *innerhalb* einer Gruppe (Abb. 20). So wird im 9. Schwangerschaftsmonat und im 1.—7. Lebensjahr im unteren Cervicalbereich statistisch gesichert (16) bzw. statistisch auffällig (13) mehr Schleim gebildet (Abb. 20, Spalte b). Auch diese Befunde zeigen, daß obere und untere Anteile des cervicalen Drüsenfeldes unterschiedliche Aktivitäten aufweisen. Bei der Auswertung der Zellen, die diffus von ABmv-positivem Substrat ausgefüllt sind, ergibt sich zwischen oberem und unterem Cervicalkanal kein Unterschied (Abb. 20, Spalte d). Dies ist nicht verwunderlich, da die —COOH-Gruppen als Bestandteile der sauren Mucopolysaccharide im Cervixschleim erst relativ spät nachweisbar werden. Diese orts- und zeitabhängigen, im PAS-Präparat nachweisbaren unterschiedlichen Aktivitäten in der Schleimbildung des cervicalen Drüsenfeldes kommen bei der Auswertung des Hundertsatzes schleimfreier Zellen weniger charakteristisch zur Darstellung (Abb. 19). Deutlich wird jedoch durch den auffälligen Unterschied (15) zwischen Gruppe 0 und I, daß eine schwache, auf den unteren Cervixbereich beschränkte

Schleimproduktion schon im 7. Fetalmonat einsetzt. Weiterhin kann man ablesen, daß während der gesamten Kindheit eine gewisse Schleimbildung anhält: zwischen den Gruppen, die den Zeitraum vom 1. Lebensmonat bis 7. Lebensjahr umfassen, besteht kein statistisch auffälliger oder gar gesicherter Unterschied. Da der intracelluläre Schleimgehalt am deutlichsten zur Zeit hoher Oestrogenwerte im Blut ausgebildet ist, scheint ein Zusammenhang zwischen beiden Werten zu bestehen. Die Unterschiede zwischen unterem und oberem cervicalem Drüsenfeld stellen aber einen lokalen Faktor, zumindest eine örtlich unterschiedliche Rezeptivität — ähnlich wie bei der Proliferation — ganz in den Vordergrund.

8. Qualität und Quantität des Sekrets

Bei der histochemischen Differenzierung des im 7. Lunarmonat erstmals randständig auftretenden intracellulären Schleims ergibt sich, daß er bei konstantem Glykogenmangel saure und neutrale Mucopolysaccharide enthält, die mit der kombinierten Alcianblau-PAS-Reaktion gleichzeitig in einer Zelle erfaßt werden können. Die zur weiteren Analyse des sauren Schleimanteiles durchgeführte Methylierung und Verseifung mit anschließender Alcianblaufärbung fällt schon im 7. Monat positiv aus. Da reagible Sulfatgruppen bei diesem Vorgehen hydrolysiert werden, spricht die positive Reaktion für —COOH-Gruppen. Diese stammen nur zum Teil aus -N-Acetylneuraminsäure, die über reagible OH- und eine endständige Carboxylgruppe verfügt.

Auffallend ist jedoch die Basophilie des cellulären Schleimes bei pH 2,5. Carboxylgruppen reagieren bei diesem sauren Wert noch nicht (vgl. Gedigk, 1952; Schmidt-Matthiesen, 1963). Dagegen deutet dieser Befund auf das Vorhandensein von Sulfatgruppen hin. In diesem Sinne ist auch die nachgewiesene positive Reaktion mit Aldehydfuchsin zu werten. Ihre Spezifität für SO_3H-konnten Scott u. Clayton (1953) und Strauss (1962) wahrscheinlich machen und Moricard u. Moricard (1960) im Tierexperiment sichern. Hiergegen spricht auch nicht die in dieser Anfangsphase der Sekretbildung nachgewiesene negative Metachromasie. Im Gegensatz zur älteren Auffassung (Lison, 1935, 1953) ist sie nicht als histochemische Reaktion für Säureradikale, insbesondere Sulfatgruppen zu werten. Eingehende Untersuchungen von Sylvén (1954, 1956, 1958), Booij (1958), Scheibe u. Zenker (1958) und insbesondere Romhányi (1963) ergaben, daß sie erst bei orientierter Assoziation besonderer Farbstoffe an makromolekulare Polyanionen mit elektronegativen Seitengruppen, deren Abstand zwischen 3,5—5,0 Å liegt, eintritt. Ihr positiver Ausfall wird daher auf hochpolymere Stoffe, nicht dagegen Schwefelsäureradikale zurückgeführt. Schließlich gelang es uns, mit der kombinierten Alcianblau-Alciangelb-Reaktion SO_3H- und —COOH-Gruppen gleichzeitig nebeneinander innerhalb einer Zelle darzustellen und für sie bevorzugte Lokalisationen an der Zellapex respektive -basis nachzuweisen. Demnach zeigt der Cervixschleim einen gewissen Reichtum an Sulfatester. Kohlenhydrathistochemisch handelt es sich somit in der *Anfangsphase der Sekretbildung* um nichthochmolekulare neutrale und saure Mucopolysaccharide. Letztere enthalten SO_3H- und —COOH-Gruppen. Daneben konnte Sialinsäure direkt nachgewiesen werden. Glykogen ist in Übereinstimmung mit Befunden am Erwachsenen (Graumann et al., 1966; Hiersche u. Strauss, 1967, 1970; Siegel, 1967; Strauss u. Hiersche, 1967) im fetalen Cervixsekret nicht nachweisbar.

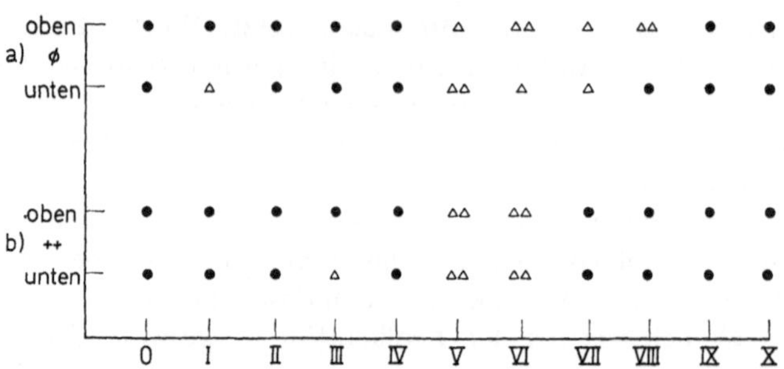

Abb. 21 a u. b. Ergebnis des Stichprobentests nach Wilcoxon beim Vergleich des Prozent-
satzes der Zellen, die im PAS- zum ABmv-Präparat im oberen und unteren CK a frei von
PAS- bzw. ABmv-positivem Substrat sind (Ø), b diffus von PAS- bzw. ABmv-positivem
Schleim ausgefüllt sind (▲▲). ● Statistisch kein Unterschied, ▲ statistisch auffälliger
Unterschied, ▲▲ statistisch gesicherter Unterschied

Die Frage, ob der Nachweis von 1,2-Glykolgruppen und Carboxylestern durch
zwei unterschiedliche Stoffgruppen bedingt ist (Strauss, 1962) oder nur verschie-
dene charakteristische Moleküle *eines* konstanten Substrates erfaßt werden, ist
umstritten (Schmidt-Matthiesen, 1963). Zur Abklärung dieser Frage wurden im
oberen und unteren Anteil des Drüsenfeldes je 500 Zellen auf ihren Gehalt an
PAS- bzw. ABmv-positive Granula untersucht. Bei der Auswertung des Hundertsatzes PAS-freier Zellen gegenüber ABmv-freier nach Wilcoxon (Abb. 21) ergaben
sich im Cervicalkanal statistische Auffälligkeiten bzw. statistisch gesicherte
Unterschiede. So fand man zur Zeit der beginnenden Schleimproduktion im
7. Fetalmonat (Gruppe I) einen statistisch auffälligen Unterschied im ABmv-
bzw. PAS-Präparat (Abb. 21, Spalte a). Bei der Auswertung des Hundertsatzes
der Zellen, die im oberen und unteren Cervicalkanal diffus von PAS- bzw. ABmv-
positiven Substraten ausgefüllt sind, ergab sich ein statistisch gesicherter Unterschied in beiden Meßbereichen bei überlangen Kindern zur Zeit der Geburt und
Reifgeborenen während der ersten drei Lebenswochen (Abb. 21, Spalte b).
    In Übereinstimmung mit den Ergebnissen, die Strauss (1962) am adulten
Endometrium corporis erhob, möchten wir aus unseren Befunden und statistischen Auswertungen schließen, daß mit den angewandten histochemischen Methoden zwei unterschiedliche Stoffe erfaßt werden.
    Eine gleichartige statistische Auswertung umfassender eiweißhistochemischer
Ergebnisse mit der GTR bzw. NHS-Reaktion war nicht möglich, da nur einzelne
Drüsen diffus über die Zelle verteilten eiweißhaltigen Schleim zeigten, während
benachbarte Zellkomplexe oder Einzelzellen nur apikal oder völlig negativ
reagierten. Eiweiß- und Kohlenhydratanteile des Cervixschleims unterliegen somit
wahrscheinlich unterschiedlichen Gesetzen. Eiweißhaltigen Schleim findet man
zuerst im 7. Fetalmonat im NHS-Präparat. Diese Reaktion weist benachbarte
Amino- und Carboxylgruppen nach und ist spezifisch für Aminosäure bzw.
Eiweißkörper und Peptide (Yasuma u. Ichikawa, 1953; Braun-Falco, 1959;
Kiszély u. Pósalaky, 1964). In gleicher Weise ist die schwache Farbbildung nach
HNA zu werten. Weiterhin fällt in denselben Bezirken die GTR positiv aus.
Sie deutet auf das Vorhandensein von Tryptophan, Tyrosin und Histidin (Danielli,
1947; Lipp, 1955; Schmidt-Matthiesen, 1963), ohne jedoch hierfür beweisend zu

sein. So konnten Kiszély und Pósalaky (1964) zeigen, daß das bis-Diazoniumsalz in einer zweiten Reaktionsstufe auch andere Aminosäuren zur Darstellung bringt. Bei kritischer Betrachtung ist die gekoppelte Tetrazoniumreaktion nur als Gruppennachweis für Proteine zu verwerten. Durch spezifische Untersuchungen konnten wir aber tatsächlich Tyrosin, Tryptophan, Histidin und Arginin nachweisen. Sie sind wie die positiv ausfallenden Eiweiß- und Kohlenhydrat-Gruppennachweise im 7. Monat zellrandständig darstellbar. Dagegen ist zu Beginn der Sekretbildung die DDD-Reaktion, die proteingebundene SH- und SS-Gruppen darstellt, negativ. Hierbei ist zu berücksichtigen, daß die möglicherweise im Substrat vorhandenen instabilen SH-Gruppen schon durch die Aufarbeitung des Gewebes zerstört werden. Eine positive DDD-Reaktion spricht daher nur für das Vorhandensein stabiler Bisulfide, die im Verlauf der Reaktion zu SH-Gruppen reduziert werden. Solche SS-Gruppen sind charakteristisch für Sekundärstrukturen im hochmolekularen Eiweißgerüst.

Im Spodogramm sind die für Eiweiß und Kohlenhydrate reagiblen intracellulären Zonen praktisch leer. Das Sekret enthält somit in Übereinstimmung mit Befunden an anderen sezernierenden Organen, z.B. dem Darm (Hintzsche, 1956), keine schwerlöslichen Salze. Somit besteht der intracelluläre Schleim anfangs aus nicht hochmolekularen neutralen und sauren Schleimstoffen, die frei von schwerlöslichen Salzen, insbesondere des Calciums, sind.

Mit *fortschreitender Entwicklung* nimmt die Menge des Schleims innerhalb der Zelle zu und füllt sie bei Darstellung der Kohlenhydrate vor der Entbindung völlig aus. Auffällig ist hierbei, daß hin und wieder manche Zellindividuen vorwiegend oder ausschließlich Schleim mit Sulfat- bzw. Carboxylgruppen enthalten. Gleichfalls erkennt man bei nicht diffuser Schleimverteilung eine inkonstante basale Orientierung der COOH-Gruppen und eine mehr apikale der SO_3H-Gruppen. Neben der absoluten Zunahme des intracellulären Schleims tritt im 8. Monat eine Veränderung im Polymerisationsgrad ein. So findet man ab dieser Zeit stets eine metachromatische Zellapex. Gleichfalls positiv wird von diesem Zeitpunkt an die DDD-Reaktion im Apexgebiet. Dieser Befund spricht für eine Sekundärstrukturbildung im Eiweißanteil des Schleims. Da die metachromatische und DDD-positive Zone obligat supranucleär liegt, scheint im Apexgebiet eine „Reifung" des im gesamten Zelleib gebildeten Sekretes mit dem 8. Lunarmonat einzutreten. Wahrscheinlich spielt hierbei das Golgi-Feld eine entscheidende Rolle (Hirsch, 1955; Watzka, 1955; Peterson u. Leblond, 1965). Im Gegensatz zum 7. Fetalmonat ist das später gebildete Cervixsekret als hochpolymeres Mucoid anzusprechen. Schwer lösliche Salze sind auch im reifen Sekret nicht vorhanden.

Kohlenhydrat- und Eiweißmuster zeigen selbst zur Zeit kräftiger Sekretbildung im 10. Schwangerschaftsmonat bzw. ab 7./8. Lebensjahr unterschiedliche Befunde. So ist eine Zelle selbst bei diffuser Ausfüllung mit PAS-, AB-, AF- und ABmv-positiven Granula und Schollen nicht obligat mit eiweißhaltigem Schleim gefüllt. Die dann nur partiell oder gar nicht positiv ausfallende GTR- bzw. NHS Reaktion kann jedoch nicht ohne weiteres auf die Abnahme eiweißhaltigen Schleims zurückgeführt werden. So wäre es durchaus möglich, daß die reagiblen Gruppen durch Polymerisation bzw. intramolekularen Umbau maskiert bzw. blockiert werden.

9. Die apokrine Sekretion der Cervixzelle

In diesem Zusammenhang ist der Nachweis typischer Zeichen der apokrinen Sekretion von größtem Interesse. Švajger (1965) wies erneut darauf hin, daß es sich bei der apokrinen Sekretionsform nicht um eine einfache Decapitation der Zelle im Sinne der partialen Nekrobiose handelt, sondern um Abschnürungen von membranumhüllten Blasen mit Cytoplasma. Derartige Abschnürungen wurden unter anderem im adulten Endometrium beobachtet und aufgrund histochemischer (Schmidt-Matthiesen, 1963) sowie elektronenoptischer (Themann und Schünke, 1963) Befunde als Zeichen der Sekretausschleusung gedeutet. In dieser Weise sind auch die von Papanicolaou, Traut u. Marchetti (1948) an den Cervixdrüsenzellen beobachteten „Protrusionen" aufzufassen. Dagegen meint Fluhmann (1961), daß die adulte Cervixzelle den Schleim durch die intakte Zellmembran ausschleust. Neuere vergleichbare Beobachtungen am fetalen und kindlichen Endometrium cervicis liegen nicht vor. Wir selbst konnten an unserem Material zeigen, daß das cervicale Drüsenfeld vom 8.—10. Fetalmonat und insbesondere wieder ab dem 7./8. Lebensjahr Zeichen der apokrinen Sekretion und extracelluläre Schleimkugeln aufweist. In der dazwischenliegenden Lebensphase ist dieses Phänomen höchstens noch in vereinzelten Drüsenzellen bzw. -arealen nachweisbar.

Nach Schmidt-Matthiesen (1961, 1963) soll die intracelluläre Blasenbildung bei der apokrinen Sekretion wohl durch Flüssigkeitseinstrom erfolgen. Es bleibt jedoch ungeklärt, ob dieser kolloidosmotischen Kräften folgt oder „einer aktiven gerichteten Zelleistung entspricht". Nach Abschnürung der evaginierten Zellmembran konnten wir den weiter oben beschriebenen, reifen, hochpolymeren Mucoproteidkomplex fast ausschließlich in der Blasenwand nachweisen. Das Phänomen kann als positive Adsorption capillaraktiver Stoffe erklärt werden (Buzach, 1953; Philippoff, 1953). Diese ist um so stärker, je größer die Kolloidmoleküle sind. Zeichen einer apokrinen Sekretion finden wir in unserem Material jedoch nur in Zellen, die bei der NHS bzw. GTR weitgehend diffus substratgefüllt erscheinen. Sind die reagiblen Eiweißsubstanzen dagegen nur apikal bzw. basal nachweisbar oder imponiert die Zelle bei der eiweißhistochemischen Gruppenreaktion optisch leer, so findet man auch keine apikale Blasenbildung. Wir möchten daher meinen, daß der Verlust an eiweißhistochemisch erfaßbaren Substanzen nicht für die Maskierung oder Blockade reagibler Gruppen, sondern für ihre Ausschleusung spricht. Die zur gleichen Zeit am gleichen Ort kohlenhydrathistochemisch darstellbaren Substanzen entsprächen demzufolge „unreifem" Schleim. Somit befindet sich aber das gesamte cervicale Drüsenfeld nicht in einem einheitlichen Funktionszustand. Neben Zellgruppen mit den Zeichen der Sekretbildung finden sich solche im Zustand der -ausschleusung bzw. der Ruhe oder Erschöpfung. Diese Annahme stimmt mit Befunden an anderen schleimbildenden Organen, z.B. dem Darm, überein.

10. Der extracelluläre Cervixschleim

Die abgestoßenen Sekretkugeln liegen in den Schluchten und Falten des „arbor vitae". Als Produkte der apokrinen Sekretion stimmen sie histochemisch mit den apikalen Befunden an den Drüsenzellen überein. Sie bilden anfangs die wesentliche Struktureinheit des extracellulären Cervixsekretes (Abb. 6). Später gehen diese Kugeln durch mechanische oder lytische Einwirkung zugrunde. Hierbei legen sich die entstandenen Streifen zu zarten Bändern zusammen, verbacken miteinander und bilden wabige, zum Teil auch faserig bis balkige Formen. Offenbar gehen die wabigen Strukturen in Schleimfasern über. Letztere nehmen mit zunehmendem Alter Balkenformen an. Das in einzelnen Sekretkugeln spärlich vorhandene amorphe Mucoproteid wird bei ihrer Ruptur frei und ist zwischen den Waben und Fasern nachweisbar. Somit entspricht die Makrostruktur des Schleims prinzipiell dem von Carsten (1963) und Odeblad (1968) wahrscheinlich gemachten submikroskopischen Aufbau des Cervixschleimes aus filamentartig zu Bändern angeordneten Makromolekülen. Daß der Cervixschleim trotz des Reichtums an sauren Gruppen basisch reagiert, ist aus seinem Gehalt an Histidin (PK 6,1) und Arginin (PK 12,5), die über ein großes basisches Potential verfügen, sowie aus den vielen freien NH_2-Gruppen (PK max. 10,0) verständlich. Da ähnliche sekretorische Verhältnisse im Erwachsenenalter anzunehmen sind, kritische kohlenhydrat- und insbesondere eiweißhistochemische Untersuchungen für diese Lebensspanne nicht vorliegen, wird es verständlich, daß trotz eines erwiesenen biochemisch-physikalisch faßbaren cyclischen Geschehens Widersprüche über rhythmische morphologische, das gesamte Endometrium cervicis erfassende Veränderungen bestehen.

Biochemische Untersuchungen am fetalen und kindlichen Cervixschleim liegen unseres Wissens bislang nicht vor. Die chemische Analyse des vorwiegend aus Wasser bestehenden adulten cervicalen Schleimpfropfs ergab, daß sein Kohlenhydratanteil zu 80% aus einem neutralen Mucopolysaccharid besteht, wobei Methylpentose 15—20% ausmachen und Galaktose und Hexosamin im Verhältnis 1:1 vorkommen (Shettles, 1954). Gleichfalls konnten saure Mucopolysaccharide von Spencer u. Mitarb. (1957) nachgewiesen werden und schließlich auch Sialinsäure (Bergman u. Werner, 1951). Glykogen ist nach den Untersuchungen der beiden Autoren im Gegensatz zu Pommerenke (1962) im Cervixsekret nicht vorhanden. Weiterhin besteht der Schleim aus 18 Aminosäuren, die durch die enorme Wassereinlagerung zur Zeit der Ovulation quantitativ nur scheinbar abnehmen. Vorwiegend handelt es sich um Tyrosin, Phenylalanin, Leucin, Isoleucin, Valin Prolin, Alanin, Threonin, Serin, Histidin, Arginin, Lysin und Tryptophan. Methionin konnte nicht nachgewiesen werden. Aufgrund immunelektrophoretischer Studien am Cervixschleim konnten Moghissi u. Neuhaus (1962) Albumin, γ-, β- und α_2-Globuline im Sekret nachweisen. Der Salzgehalt des Sekretes stellt 0,7% der Trockensubstanz dar und besteht zu 97% aus Kochsalz (Igarashi, 1954; Odeblad u. Mitarb., 1957). Er schwankt jedoch cyclisch zwischen 0,1—0,9% (McSweeny u. Sbarra, 1964). Somit ergänzen unsere histochemischen Befunde die chemisch-analytischen Untersuchungsergebnisse des Cervixschleims.

11. Die Kerngröße in Abhängigkeit von Ort und Zeit

Bei der Bewertung unserer karyometrischen Befunde muß berücksichtigt werden, daß das Material längere Zeit fixiert wurde. Bei karyometrischen Vergleichsuntersuchungen an unfixiertem und formolfixiertem Material konnten Eulig u. Mond (1952/53) zeigen, daß bei Langzeitfixierung ein Verlust des funktionellen Kernödems eintritt. In diesem Sinne sprechen auch die Befunde von Federlin u. Köster (1954), die bei Formalinfixierung eine Unifizierung der Kerngrößen gegenüber Nativschnitten beobachteten. Wüstenfeld (1957, 1968) nimmt an, daß eine Kernschrumpfung durch Flüssigkeitsverlust bei geschädigter Kernmembran eintritt. Es muß jedoch betont werden, „daß im Gegensatz zum Zellplasma die physikalisch-chemische und artspezifische Beschaffenheit des Kernes für das quantitative Fixierungsergebnis .. nur eine geringe Rolle spielt" (Hertwig, 1931).

In dem von uns untersuchten Gewebe findet man dagegen in den einzelnen Lebensabschnitten für biologisches Material erstaunlich konstante gruppeneigene Kerngrößen und Wachstumstendenzen (Tabelle 3 und 4, Abb. 4, 5, 15 und 16).

Nach Einsetzen der TGZ-Werte in ein Wahrscheinlichkeitsraster ergibt sich in allen Fällen ein praktisch linearer Kurvenverlauf mit ähnlichen Steigungswinkeln (Abb. 4, 5, 15 und 16). Stufenbildungen, die auf ein rhythmisches Kernwachstum im Sinne Jakobjs oder andere, zum Teil umstrittene (Linsbach, 1955), konstante Perioden (Wermel u. Ignatjewa, 1932a, 1932b, 1933; Hertwig, 1938/39, 1942; Peters, 1952) schließen ließen, konnten nicht nachgewiesen werden. In Übereinstimmung mit Geitler (1953), Grundmann (1954), Hughes (1957), Grundmann u. Bach (1960) möchten wir daher meinen, daß die von uns nachgewiesene Kerngrößenänderung postmitotischer Cervixzellen ohne Rhythmik oder Periodizität durch Substanzänderung im Sinne der Endomitose bedingt ist. Hierfür spricht auch der zunehmende Aschegehalt der Kerne in der Praepartalphase.

Die Kerne zeigen nun während der beobachteten Lebensphasen im unteren Cervicalkanal eine Größenzunahme bis zur Geburt, um dann post partum wieder abzunehmen. Der Minimalwert wird um das 1. Lebensjahr mit ca. 20 NE erreicht und bleibt bis zum Ende der Beobachtungszeit in der Prämenarche unverändert. Dieser Trend wird durch die Aufstellung des statistisch gesicherten Unterschiedes zwischen den gruppeneigenen TGZ-Mittelwerten nach Tukey bestätigt (Tabelle 6). So sind die Kerne vor dem 6. Fetalmonat so klein, daß sie statistisch gesichert vom mittleren Kerndurchmesser aller anderen Gruppen zu trennen sind. Danach nimmt der Kern rasch an Größe zu, um sich bei Maximalwerten um 28 NE zur Zeit der Geburt deutlich von den kleinen Kernen der frühen Fetalzeit und dem 1./2.—11. Lebensjahr zu unterscheiden. In der Adoleszentenperiode gehen die Kerne zwar nicht auf Durchmesser des 5./6. Lunarmonats zurück. Statistisch sind sie jedoch nicht mehr von den fetalen Kernen des 6., 7. und zum Teil 8. Fetalmonats zu trennen.

Anders verhalten sich die Kerndurchmesser im oberen Anteil des cervicalen Drüsenfeldes (Tabelle 5). Sie nehmen zwar bis zur Geburt an Größe zu, um aber nur einen Maximalwert von ca. 20 NE zu erreichen. Die Kerndurchmesser im unteren und oberen cervicalen Drüsenfeld unterscheiden sich voneinander statistisch gesichert in den Gruppen I—VIII bzw. statistisch auffällig in 0 und IX. Durch die postpartal fortschreitende Verkleinerung der Kerndurchmesser im unteren Meßbereich bei weitgehender Konstanz im oberen Anteil des cervicalen Drüsenfeldes ist ab dem 1. Lebensjahr nur noch ein statistisch auffälliger, später kein gesicherter Unterschied mehr festzustellen. Es besteht somit ein grundsätzlicher Unterschied auch im Verhalten der Kerngrößen zwischen oberem und unterem Cervixbereich.

Ein Vergleich unserer Ergebnisse mit bekannten karyometrischen Befunden an fetalen, adoleszenten und adulten Organen ist schwierig, da die bisherigen Resultate nur an einem relativ kleinen Material und bei unterschiedlicher Fixie-

Tabelle 5. *Darstellung des statistisch gesicherten Unterschiedes nach Tukey zwischen den TGZ-Mittelwerten der Gruppen 0—X im oberen Cervikalkanal*

Gruppe	0	I	II	III	IV	V	VI	VII	VIII	IX	X
0	−	−	−	+	+	+	+	+	+	+	+
I	−	−	−	−	+	+	+	+	−	+	+
II	−	−	−	−	+	+	+	−	−	−	−
III	+	−	−	−	−	+	−	−	−	−	−
IV	+	+	+	−	−	−	−	−	−	−	−
V	+	+	+	+	−	−	−	−	+	−	−
VI	+	+	+	−	−	−	−	−	−	−	−
VII	+	+	−	−	−	−	−	−	−	−	−
VIII	+	−	−	−	−	+	−	−	−	−	−
IX	+	+	−	−	−	−	−	−	−	−	−
X	+	+	−	−	−	−	−	−	−	−	−

Tabelle 6. *Darstellung des statistisch gesicherten Unterschiedes nach Tukey zwischen den TGZ-Mittelwerten der Gruppen 0—X im unteren Cervicalkanal*

Gruppe	0	I	II	III	IV	V	VI	VII	VIII	IX	X
0	−	+	+	+	+	+	+	+	+	+	+
I	+	−	−	−	−	−	−	−	−	−	−
II	+	+	−	−	+	−	+	−	−	−	−
III	+	−	−	−	−	−	−	−	−	−	+
IV	+	−	+	−	−	−	−	−	+	+	+
V	+	−	−	−	−	−	−	−	−	−	+
VI	+	−	+	−	−	−	−	−	+	+	+
VII	+	−	−	−	−	−	−	−	−	−	−
VIII	+	−	−	−	+	−	+	−	−	−	−
IX	+	−	−	−	+	−	+	−	−	−	−
X	+	−	−	+	+	+	+	−	−	−	−

rung erhoben wurden. So waren die fetalen Leberkerne beim Hühnchen größer als beim erwachsenen Tier, beim Mensch, Rind und Ratte jedoch kleiner. Gleiche Ergebnisse liegen für Hornzellen des Rindes vor (Zusammenfassung bei Krantz, 1951). Wermel u. Ignatjewa (1932a, b) sind aufgrund ihrer Studien an menschlichen Nebennieren der Meinung, daß die präpartalen Zellen größer sind. Diesen Befund konnten Wüstenfeld u. Kattner (1968) an tierischen Nebennieren nicht bestätigen. Vielmehr ist Wüstenfeld (1968) der Ansicht, daß die fetalen Zellen stets kleiner als die adulten sind. Vergleichende Untersuchungen am Endometrium cervicis liegen bislang nicht vor. Einschränkend ist zu den angeführten Ergebnissen festzustellen, daß genaue Angaben über Fixierungsbeginn und -dauer in der Mehrzahl der Fälle nicht vorliegen. Inwieweit diese Ergebnisse durch ein partiell extrahiertes Kernödem nach Fixierung bedingt sind, kann nicht gesagt werden.

12. Die Kerngröße als Funktion von Sekretion oder Wachstum?

Da die Kerngröße Ausdruck einer Zellfunktion ist, darf auf Grund unserre Befunde eine unterschiedliche Zellaktivität im unteren und oberen cervicalen Drüsenfeld angenommen werden. Als Zellfunktion konnten wir Sekretbildung und

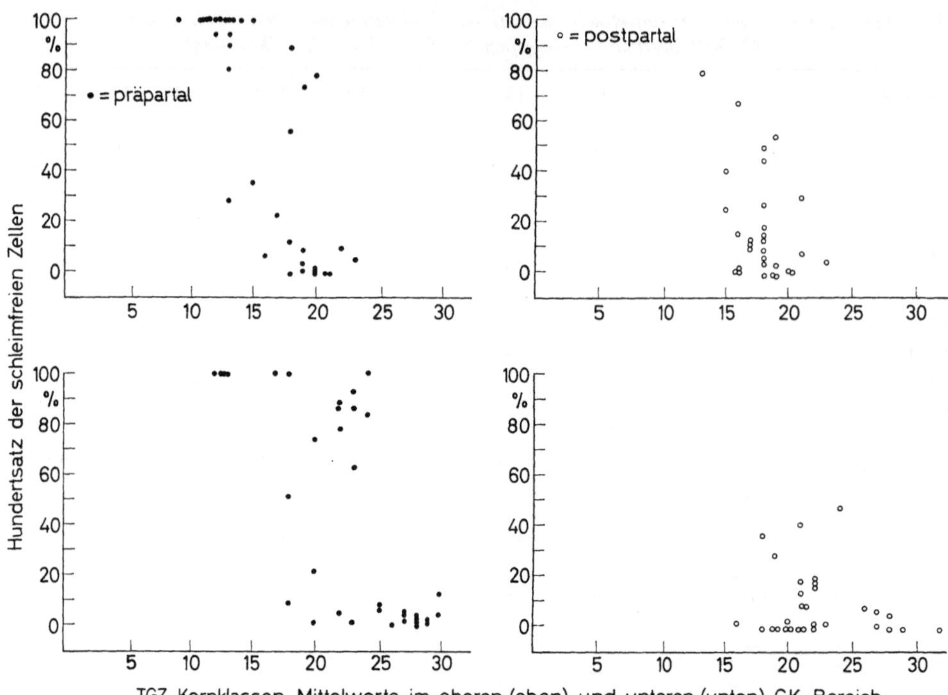

Abb. 22. Darstellung des Verhältnisses zwischen Hundertsatz schleimfreier Zellen im PAS-Präparat zur Kerngröße im oberen (oben) und unteren (unten) CK während der Prä- (•) und Postpartalzeit (○)

Wachstum quantitativ erfassen. Wir untersuchten daher, ob eine Relation zwischen Kerngröße und Prozentsatz der schleimhaltigen und -freien Zellen im PAS-Präparat besteht. Die statistische Untersuchung erfolgte einerseits mit dem Vier-Felder-Test, andererseits mit einer Korrelationsrechnung. Die Werte wurden hierzu in Prä- und Postpartalphase unterteilt. Dabei ergab sich, daß ein Zusammenhang zwischen Kerngröße und Sekretbildung nur im oberen Cervicalkanal während der Fetalzeit besteht (s. charakteristische Punktwolke links oben in Abb. 22 und 23), d.h. in dem sekretorisch später und schwächer funktionierenden Cervixbereich. Dagegen findet man bei der statistischen Auswertung *keinen Zusammenhang zwischen Kerngröße und Sekretbildung* in dem kräftig und früh aktivierten unteren fetalen cervicalen Drüsenanteil sowie in beiden Meßbereichen während der gesamten postpartalen Phase. Dies ergibt sich auch anschaulich aus der Lage der Punktwolken links unten und insbesondere rechts oben und rechts unten in Abb. 22 und 23.

Andererseits besteht ein statistisch gesicherter Zusammenhang zwischen fetaler Kerngröße und Sondenlänge des Uterus, sowohl im oberen (0,8662) als auch unteren (0,7688) cervicalen Drüsenfeld. Er ist auch in der Postpartalzeit bis zur Menarche nachweisbar, und zwar im unteren Bereich (0,3778) statistisch auffällig und im oberen Cervixfeld mit 0,470 statistisch gesichert. Dieser statistisch gesicherte Zusammenhang zwischen unterschiedlicher Sondenlänge des Uterus und

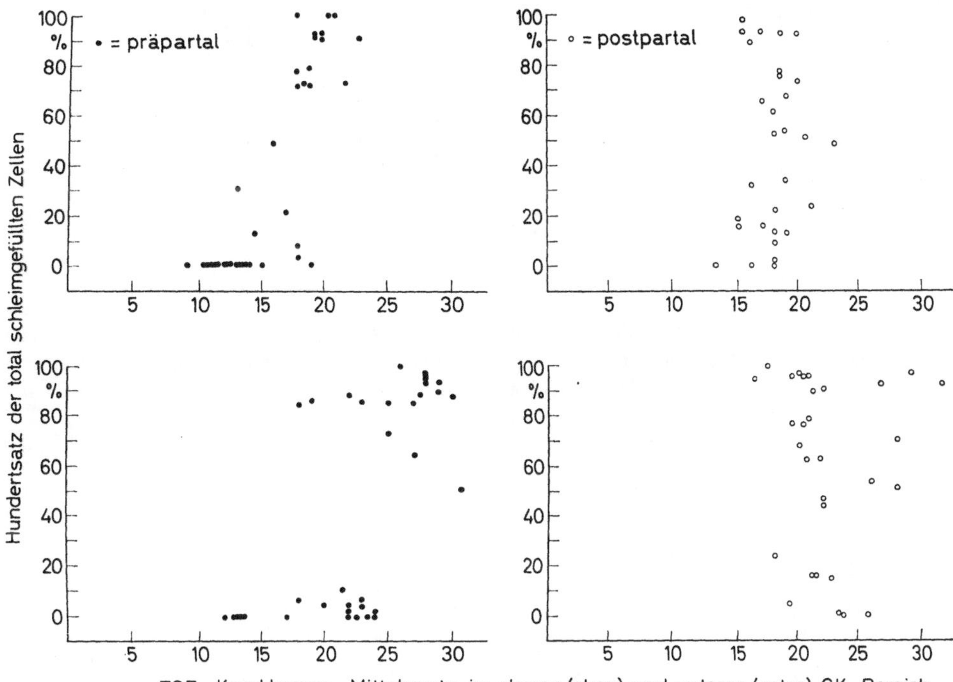

Abb. 23. Darstellung des Verhältnisses zwischen Hundertsatz total verschleimter Zellen im PAS-Präparat zur Kerngröße im oberen (oben) und unteren (unten) CK während der Prä-(●) und Postpartalzeit (○)

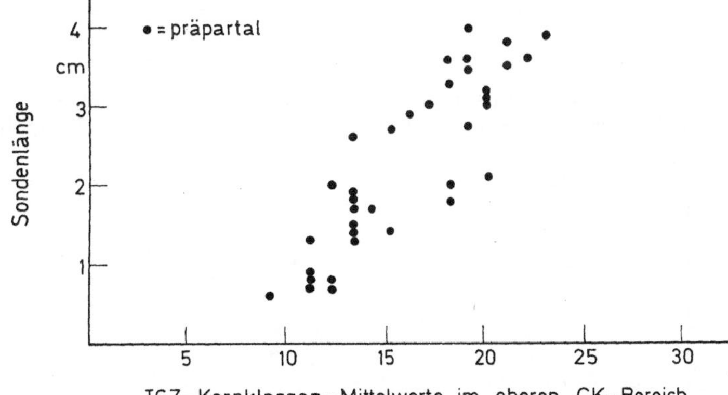

Abb. 24. Darstellung des Verhältnisses von Sondenlänge zu TGZ-Mittelwert im oberen cervicalen Drüsenfeld während der Präpartalzeit

Kerngröße in allen Abschnitten des cervicalen Drüsenfeldes wird durch die charakteristischen Punktwolken der Abb. 24—27 für die Prä- und Postpartalzeit anschaulich.

Somit dürften wir annehmen, daß die nachgewiesene, wohl endomitotisch bedingte *Kerngrößenveränderung als Ausdruck eines unterschiedlichen Wachstumsschubes* angesehen werden darf.

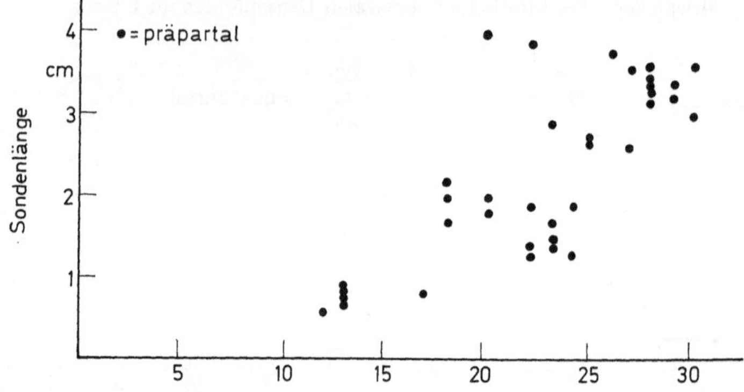

Abb. 25. Darstellung des Verhältnisses von Sondenlänge zu TGZ-Mittelwert im unteren cervicalen Drüsenfeld während der Präpartalzeit

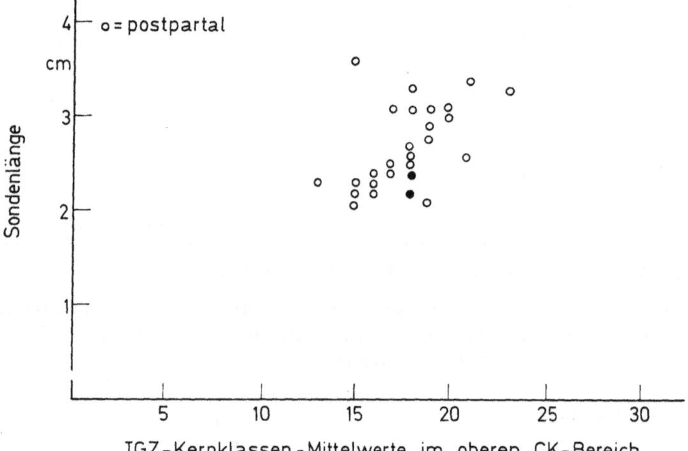

Abb. 26. Darstellung des Verhältnisses von Sondenlänge zu TGZ-Mittelwert im oberen cervicalen Drüsenfeld während der Postpartalzeit. Ausgefüllte Kreise stellen Doppelwerte dar

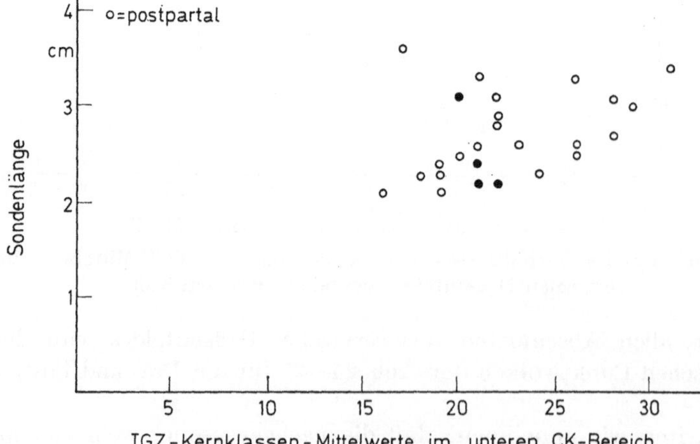

Abb. 27. Darstellung des Verhältnisses von Sondenlänge zu TGZ-Mittelwert im unteren cervicalen Drüsenfeld während der Postpartalzeit. Ausgefüllte Kreise stellen Doppelwerte dar

Zusammenfassung

Die vorliegende Arbeit beschäftigt sich mit der funktionellen Morphologie des cervicalen Drüsenfeldes während der fetalen, neonatalen und adoleszenten Lebensphase. Zur Untersuchung gelangten 205 Uteri, die über eine Lebensspanne vom 4. Fetalmonat bis zum 11. Lebensjahr bislang nicht menstruierender Mädchen verteilt waren. Neben morphologischen Studien an formalinfixierten Schnitten und Aschepräparaten wurden kohlenhydrat- und eiweißhistochemische Untersuchungen sowie Kernmessungen mit dem TGZ-Gerät der Firma Zeiss durchgeführt. Für spezielle histochemische Probleme verwandten wir Kryostatschnitte sowie Material, das in Alkohol fixiert worden war. Die Untersuchungen ergaben, daß der Uterus, und zwar insbesondere die Cervix, schon vom 6. Fetalmonat an eine positive Allometrie zeigt, die bis zur Geburt anhält. Post partum findet man eine Involution des Uterus bis ca. zum 1. Lebensjahr. Danach zeigt das Organ keine Größenänderung, bis um das 8. Lebensjahr ein erneutes, jetzt negativ allometrisches Uteruswachstum einsetzt.

Während der letzten Lunarmonate zeigt das cervicale Drüsenfeld im unteren Anteil erhebliche Basalzellhyperplasien und die Bildung von Plattenepithelknötchen. Sie werden als Ausdruck einer Wachstumstendenz angesehen. Demzufolge sind sie erklärlicherweise post partum bei der Involution des Uterus auch nicht mehr nachweisbar. Gleichartige epitheliale Verbände konnten im oberen Cervicalkanal nie nachgewiesen werden. Somit zeigt der untere und obere Anteil des cervicalen Drüsenfeldes unterschiedliche Wachstumsintensitäten.

Die Schleimsekretion setzt im 7. Fetalmonat in den untersten Cervixdrüsen am Zellrand ein. Erst später zeigt auch das obere cervicale Drüsenfeld eine sekretorische Aktivität. Eine praktisch diffuse Schleimverteilung im gesamten Cervixbereich findet man erst im letzten Schwangerschaftsmonat und darüber hinaus noch 2 Wochen post partum. Danach nimmt die Schleimbildung, oft verbunden mit einer Zellverkleinerung, erheblich ab, ohne völlig zu sistieren. Schon im 8. Lebensjahr, also Jahre vor der Menarche, setzte eine erneute massive Sekretbildung ein.

Das gebildete Sekret enthält um den 7. Fetalmonat niederpolymere, neutrale und saure carboxylgruppenarme Schleimstoffe ohne schwerlösliche Salze. Ab dem 8. Fetalmonat bis zum 2. Lebensjahr besteht das Cervixsekret dagegen aus hochpolymerem, saure und neutrale Mucopolysaccharide und Proteide enthaltenden Schleim, der reich an Sekundärstrukturen ist. Kohlenhydrathistochemisch konnte neben neutralen und sauren Mucopolysacchariden gesondert Sialinsäure, dagegen auch an Kryostatschnitten niemals Glykogen nachgewiesen werden. Eiweißhistochemisch wurden mit spezifischen Methoden Tyrosin, Tryptophan, Arginin und Histidin sowie NH_2-reiche Substanzen dargestellt. Diese histochemisch erfaßte Zusammensetzung des Schleimes ändert sich qualitativ nach dem 8. Fetalmonat nicht. Dagegen zeigen die Zellen in den einzelnen Lebensphasen einen statistisch gesicherten unterschiedlichen Schleimgehalt im PAS-Präparat. Dieser ist am höchsten im 9. und 10. Fetalmonat sowie ab dem 7./8. Lebensjahr. Eine gleichartige statistische Auswertung umfassender eiweißhistochemischer Reaktionsergebnisse war nicht möglich, da selbst bei diffuser intracellulärer Verteilung PAS-positiver Substanzen nur einzelne Drüsengruppen völlig mit eiweißhaltigem

Schleim ausgefüllt waren. Eiweiß- und Kohlenhydratanteil des Sekretes unterliegen somit unterschiedlichen Gesetzen.

Während der einzelnen Lebensphasen zeigen die Zellkerne unterschiedliche Durchmesser. Dabei muß angenommen werden, daß die Kerngrößenänderung in unserem formalinfixierten Material nicht durch ein Kernödem, sondern die Endomitose bedingt ist. Sowohl im unteren als auch im oberen cervicalen Drüsenfeld nehmen die Kerndurchmesser bis zur Geburt an Größe zu, wobei die Durchmesser im unteren Cervicalkanal statistisch gesichert stets größer als im oberen Anteil sind. Im 10. Lunarmonat beträgt der mittlere Kerndurchmesser 28,2 NE $\pm$ 0,7 im unteren und 19,2 NE $\pm$ 0,8 im oberen Cervixbereich. Letzterer bleibt auch post partum in allen Lebensphasen konstant, während ersterer sich nach der Geburt bis ca. zum 1. Lebensjahr auf ca. 20 NE verkleinert. Dieser Wert bleibt dann in den von uns untersuchten späteren Lebensphasen weitgehend unverändert und unterscheidet sich schließlich nicht mehr von den Kerndurchmessern des oberen cervicalen Drüsenfeldes. Da die Kerngröße Ausdruck einer Zellfunktion ist, können für den unteren und oberen Cervicalkanal auch aus karyometrischer Sicht unterschiedliche Aktivitäten angenommen werden.

Statistische Untersuchungen über den Zusammenhang zwischen Kerngröße und Schleimbildung fielen negativ aus. Dagegen besteht eine positive Korrelation zwischen Kerndurchmesser und Sondenlängen des Uterus für die Fetal-, Neugeborenen- und Adoleszentenperiode im oberen und unteren cervicalen Drüsenfeld. Wir sind daher der Meinung, daß die endomitotisch bedingte Kernvergrößerung Ausdruck einer Wachstumsfunktion ist.

Functional Morphology of the Glandular Area of the Cervix uteri in Fetus and Child
Summary

This paper deals with the functional morphology of the glandular area of the cervix uteri during the fetal, neonatal and adolescent phases of life. 205 uteri ranging between the 4th fetal month and the 11th year of life were examined. Girls who had begun menstruating were not included. In addition to morphological studies of formalin-fixed-sections and microincinerated slides histochemical analyses of carbohydrates and proteins as well as nuclear measurements with the Zeiss' TGZ-apparatus were carried out. For special histological problems frozen sections as well as material fixed in alcohol were used.

The examinations showed that in the uterus and here particularly in the cervix a positive allometric growth could be demonstrated from the 6th fetal month persisting to birth. Post partum an involution of the organ could be showed up to approximately the 1st year of life. At the end of this period the uterus does not change in size till to the 8th year. After that a renewed now negative allometric growth will start.

During the last months of pregnancy the cervical glands in the lower region shows basal-cell-hyperplasia and the formation of squamous cell nodes. These nodes are regarded as an expression of prolific growth tendency. Similar epithelial cell arrangements could not be demonstrated in the upper cervical canal. Consequently, glandular areas of the lower and upper parts of the cervical canal show different growth intensities.

Mucous secretion of the lower cervical glands begins in the periphery of these cells in the 7th fetal month. The secretory activity of the upper cervical glands begins much later. A diffused mucous distribution in the entire cervix is first observed during the last month of pregnancy and continues for about two weeks post partum. After this, mucous production often accompanied by a decrease in cell size, reduces markedly without actually ceasing completely. In the 8th year of life, before onset of the menarche, a renewed massive secretion of mucous begins.

The secretion produced in the 7th fetal month contains low polymeric, neutral as well as acid mucous with few carboxylgroups and devoid of poorly soluble salts. From the 8th fetal month until the 11th year of life the secretion of the cervix is composed primarily of mucous containing high polymeric acid and neutral mucopolysaccharides and proteins rich in secondary structures. Histochemically neutral and acid mucopolysaccharides especially sialinic acid could be demonstrated. On the other hand the presence of glycogen could not be proved even in frozen sections. Tyrosin, tryptophan, arginine, histidine as well as NH_2-rich substances could be demonstrated applying special methodes. This histochemically observed composition of the mucous does not change qualitatively after the 8th fetal month. On the other hand the cells show a statistically verified variation of PAS-substances in the mucous secretion during the different phases of life. This reaches its highest level in the 9th and 10th fetal month and from the 7th or 8th year of life. A similar statistic evaluation of quantitative protein-histochemical reactions was not possible, since by diffused intracellular distribution of PAS-positive substances only a few glandular groups were filled with protein-rich mucous.

Protein and carbohydrate constituents of the secretory products are thus subjects to different biochemical laws.

The cell nuclei show varying diameters during the different phases of life. One may assume that the changes in size of the nucleus in our formalin-fixed material are the result of endomitosis and not edema of the nucleus.

The diameter of the nuclei of the cells of the glandular groups in the lower and upper cervical canal increase until birth. Statistics show however, that the nucleus-diameter in the lower cervical canal is always larger. In the 10th month the mean diameter of the nucleus measures 28.2 NU $\pm$ 0.7 in the lower part of the cervical canal and 19.2 NU $\pm$ 0.8 in the upper part. The latter remains constant post partum through all phases of life, while the former decrease to about 20.0 NU up to the first year of life. In the later periods of life, which were studied, it was observed that the diameter of the nuclei of the cells of the lower cervical canal does not differ from that of the cells of the upper part.

Since the size of the nucleus is an expression of the cell-function it may be assumed on the grounds of caryometry that the cells of the upper and lower cervical canal are in different states of activities.

Statistically there is no relation between nucleus size and cell secretion. However, there is a definite correlation between nucleus diameter and length of the uterus in the upper as well as in the lower part of the cervical canal in all periods studied. We believe that variations of the size of the nucleus caused by endomitosis is an expression of growth.

Literatur

Adams, C. W. M.: A p-dimethylaminobenzaldehydenitrite method for the histochemical demonstration of tryptophane and related compounds. J. clin. Path. 10, 56—60 (1957).

Allen, W.: Diskussionsbemerkung zum Vortrag Hellman, L. M., et al., Amer. J. Obstet. Gynec. 67, 914—915 (1954).

Arey, L. B.: Developmental anatomy, 5th ed. Philadelphia: W. B. Saunders 1949.

Bachmann, R., Seitz, H. M.: Zur histochemischen Darstellung des Histidins mit Diazoniumsalzen. Histochemie 2, 307—312 (1961).

Baker, J. R.: Zit. Lipp, W., Histochemische Methoden, Bd. III, S. 2. München: R. Oldenbourg 1954.

Barnett, R. J., Seligman, A. M.: Zit. Kiszély, G., Pósalaky, Z., Mikrotechnische und histochemische Untersuchungsmethoden, S. 275. Budapest: Akademiai Kiado 1964.

Beams, H. W., King, R. L.: The origin of binucleate and large mononucleate cells in the liver of the rat. Anat. Rec. 83, 281—285 (1942).

Benninghoff, A.: Funktionelle Kernschwellung und Kernschrumpfung. Anat. Nachr. 1, 50—52 (1949/51).

Bergeron, J. A., Singer, M.: Metachromasie: an experimental and theoretical reevaluation. J. biophys. biochem. Cytol. 4, 433—440 (1958).

Bergman, P., Werner, I.: Analysis of carbohydrates in human cervical mucus by means of paper partition chromatography. Acta obstet. gynec. scand. 30, 273—277 (1951).

Booij, H. L.: Colloidal chemical aspects of metachromasy. Acta histochem. (Jena) 1 (Suppl.), 37—56 (1958).

Braun-Falco, O.: Histochemie der Haut. In: Gottron, M. A., u. W. Schönfeld (Hrsg.), Handbuch der Dermatologie und Venerologie, Bd. I/1. Stuttgart: G. Thieme 1961.

Bullough, W. S., Laurence, E. B., Iverson, O. H., Elgjo, K.: The vertebrate epidermal chalone. Nature (Lond.) 214, 578—580 (1967).

Buzagh, A.: Adsorption. In: Kuhn, A. (Hrsg.), Kolloidchemisches Taschenbuch. Leipzig: Geest & Portig 1953.

Carsten, P.-M.: Zur Morphologie des Zervixsekretes. Berl. Med. 14, 559—562 (1963).

Cowdry, E. V.: Problems of ageing. Baltimore: Josiah Macy Jr. Foundation 1942.

Danielli, J. F.: A study of techniques for the cytochemical of nucleic acids and some components of protein. Symp. Soc. exp. Biol. 1, 101—110 (1947).

Diczfalusy, E.: Persönliche Mitteilung 1968.

— Cassmer, O., Alonso, C., Miquel, M. de: Oestrogen metabolism in the human foetus. III. Mitt. Acta endocr. (Kbh.) 38, 31—49 (1961).

— — — — Westin, B.: Oestrogen metabolism in the human foetus. II. Mitt. Acta endocr. (Kbh.) 37, 516—528 (1961).

— Lauritzen, C.: Die Östrogene beim Menschen. Berlin-Heidelberg-New York: Springer 1959.

Diefenbacher, H., Federlin, K.: Vergleichende Kernmessungen an lebensfrischen und verschieden fixierten Leberzellen. Frankfurt. Z. Path. 66, 16—23 (1955).

Diem, K. (Red.): Dokumenta Geigy. Wiss. Tbl., VI. Aufl. Basel: J. R. Geigy 1962.

Eicken, E.: Histotopochemische Untersuchungen am Zahnfleisch unter Anwendung der Schnittveraschung. Inaug.-Diss. Frankfurt/Main 1931.

Endter, F., Gehbauer, H.: Teilchengrößenanalysator. Optik 13, 97—101 (1956).

Eulig, H.-G., Mond, W.: Der Einfluß der Fixierung auf das Kernvolumen. Z. wiss. Mikr. 61, 201—209 (1952/53).

Federlin, K., Köster, E.: Der Einfluß verschiedener Fixierungsmittel auf die Kerngröße. Frankf. Z. Path. 65, 493—502 (1954).

Felix, W.: Die Entwicklungsgeschichte der Harn- und Geschlechtsorgane. In: Keibel, F., u. F. Mall (Hrsg.), Handbuch der Entwicklungsgeschichte des Menschen. Leipzig: Hirzel 1911.

Feyrter, F.: Über die peripheren endokrinen Drüsen des Menschen, 2. Aufl. Wien-Düsseldorf: Maudrich 1953.

Fluhmann, C. F.: The nature and development of so-called glands of the cervix uteri. Amer. J. Obstet. Gynec. 74, 753—766 (1957).

— The cervix uteri and its diseases. Philadelphia-London: W. B. Saunders Co. 1961.

Forsberg, J.-G.: Derivation and differentiation of the vaginal epithelium. Lund: Akad. avh. Lunds univ. 1963.
— Origin of vaginal epithelium. Obstet. Gynec. 25, 787—791 (1965).
French, D., Edsall, J. T.: Zit. Pearse, A. G. E., Histochemistry. Theoretical and applied, 2nd ed., S. 53. London: J. and A. Churchill Ltd. 1960.
Frieden, E. H., Dunn, M. S., Coryell, C. D.: Zit. Lipp, W., Histochemische Methoden, Bd. III, S. 2. München: R. Oldenbourg 1954.
Gage, S. H.: The microscope, 16th ed. Ithaka, N.Y.: Comstock Publishing Co. 1936.
Gedigk, P.: Histochemische Darstellung der Kohlenhydrate. Klin. Wschr. 1952, 1057—1065.
Geitler, L.: Endomitose und endomitotische Polyploidisierung. Protoplasmatologia VI, C. Wien 1953.
Geyer, G.: Methodische Untersuchungen über den histochemischen Nachweis von sauren Mucopolysacchariden. Habil.-Schr. Jena 1961.
Gibbs, H.-D.: Zit. Lipp, W., Histochemische Methoden, Bd. VII, S. 17. München: R. Oldenbourg 1955.
Goecke, H., Billich, R., Schümmelfeder, N.: Über die Behandlung der Hypersekretion der Cervix und über histochemische Untersuchungen der Cervixschleimhaut. Arch. Gynäk. 182, 251—263 (1952).
Gögl, H., Lang, F. J.: Geschlechtsorgane. In: Kaufmann, E., Lehrbuch der speziellen pathologischen Anatomie, 11. u. 12. Aufl., Bd. II/1. Berlin: Walter de Gruyter 1955.
Gomori, G.: Aldehydfuchsin: A new stain for elastic tissue. Amer. J. clin. Path. 20, 665—666 (1950).
Gottschalk, A.: Zit. Geyer, G., Habil.-Schr. S. 170. Jena 1961.
Graumann, W.: Zur Standardisierung des Schiffschen Reagens. Z. wiss. Mikr. 61, 225—226 (1952/53).
— Untersuchungen zum cytochemischen Glykogennachweis. 1. Mitt.: Chemische Fixation auf Alkoholbasis. Acta histochem. (Jena) 4, 29—40 (1957).
— Untersuchungen zum cytochemischen Glykogennachweis. 2. Mitt.: Chemische Fixation auf Pikrinsäurebasis. Histochemie 1, 97—108 (1958).
— Heinke, W., Siegel, P.: Die Variationsbreite des histochemischen Verhaltens der Schleimstoffe in der menschlichen Cervix uteri. Acta histochem. (Jena) 23, 288—294 (1966).
Grosser, O.: Entwicklung des Urogenitalsystems. In: Seitz, L., u. A. I. Amreich (Hrsg.), Biologie und Pathologie des Weibes, Bd. I/1. Berlin-Innsbruck-München: Urban & Schwarzenberg 1953.
Gruenagel, H. H.: Die Plattenepithel-Zylinderepithel-Grenze an der Portio vaginalis uteri bei unreifen und reifen Neugeborenen, Säuglingen und Kindern bis zum 9. Lebensjahr. Frankfurt. Z. Path. 68, 465—496 (1957).
Grundmann, E.: DNS-Messungen an den Zellkernen der Rattenleber nach partieller Hepatektomie und während der Carcinogenese. Klin. Wschr. 1954a, 1023.
— Beiträge zur Krebsentstehung in der Rattenleber an Hand mikrophotometrischer DNS-Messungen. Verh. dtsch. Ges. Path. 38, 362—370 (1954b).
— Bach, G.: Amitosen, Endomitosen und Mitosen nach partieller Hepatektomie. Beitr. path. Anat. 123, 144—172 (1960).
Gundobin, N. P.: Die Besonderheiten des Kindesalters. Berlin: Allgem. mediz. Verl.-Anstalt 1912.
Hamperl, H.: Die Verteilung des elastischen Gewebes in der Cervix uteri. Virchows Arch. path. Anat. 334, 81—94 (1961).
— Die angeborene Pseudoerosion der Portio und ihr Schicksal. Arch. Gynäk. 200, 299—310 (1965a).
— Gestalt und Struktur der Portio vaginalis uteri zu verschiedenen Lebensaltern. Geburtsh. u. Frauenheilk. 25, 289—298 (1965b).
— Kaufmann, C., Ober, K. G., Schneppenheim, P.: Die „Erosion" der Portio. (Die Entstehung der Pseudoerosion, das Ektropium und die Plattenepithelüberhäutung der Cervixdrüsen auf der Portiooberfläche.) Virchows Arch. path. Anat. 331, 51—71 (1958).
Harms, H.: Handbuch der Farbstoffe für die Mikroskopie. Kamp-Lintfort: Staufen 1956.
Haug, H.: Persönliche Mitteilung 1967.

Heiberg, K. A.: Zit. Linsbach, A. J., Quantitative Biologie und Morphologie des Wachstums. In: Handbuch der allgemeinen Pathologie, Bd. VI/1, S. 205. Berlin-Göttingen-Heidelberg: Springer 1955.

Hellman, L. M., Rosenthal, A. H., Kistner, R. W., Gordon, R.: Some factors influencing the proliferation of the reserve-cells in the human cervix. Amer. J. Obstet. Gynec. **67**, 899—911 (1954).

Hertwig, G.: Zit. Wüstenfeld, E., Experimentelle Beiträge zur Frage der Volumenänderungen und Eindringdauer in der histologischen Technik. Z. wiss. Mikr. **63**, 193 (1957).

— Abweichungen von dem Verdopplungswachstum der Zellkerne und ihre Deutung. Anat. Anz. **87** (Erg.-H.), 65—73 (1938/39).

— Der volumetrische Nachweis von Verdopplungs- und Zwischenklassen an den Zellkernen des Zentralnervensystems des Menschen. Z. mikr.-anat. Forsch. **51**, 87—107 (1942).

Hiersche, H.-D.: Das Adenokarzinom der Vagina. Geburtsh. u. Frauenheilk. **24**, 434—435 (1964).

— Fassl, H., Martin, K.: Allometrische Studien am fetalen, neonatalen und adoleszenten Uterus. Arch. Gynäk. **208**, 123—130 (1969).

— Inthraphuvasak, J., Fassl, H., Strauss, G.: Karyometrische Studien am cervikalen Drüsenfeld. (In Vorbereitung.)

— Strauss, G.: Zur Frage der Plattenepithelknötchen im Endometrium. Geburtsh. u. Frauenheilk. **22**, 1441 (1962).

— — Histochemische Untersuchungen an der Cervix uteri. In: Symposion über „Fertilität und Infertilität", Halle 1967.

— — Reste der Müllerschen Gänge als Ursache drüsenbildender Vaginaltumoren. Arch. Gynäk. **205**, 219—232 (1968).

— — Histochemische Untersuchungen zur Differentialdiagnose der Uteruskarzinome. Acta histochem. (Jena) (im Druck).

Hintzsche, E.: Das Aschebild tierischer Gewebe und Organe. (Methodik, Ergebnisse, Bibliographie.) Berlin-Göttingen-Heidelberg: Springer 1956.

Hirsch, G. Chr.: Allgemeine Stoffwechselmorphologie des Cytoplasmas. In: Handbuch der allgemeinen Pathologie, Bd. II/1. Berlin-Göttingen-Heidelberg: Springer 1955.

Horning, E. S., Scott, G. H.: A preliminary study of the distribution and changes in the inorganic salts during embryonic development of the chick. Anat. Rec. **52**, 351—366 (1932).

Hotchkiss, R. D.: A microchemical reaction resulting in the staining of polysaccharide structures in fixed tissue preparations. Arch. Biochem. **16**, 131—141 (1948).

Hughes, A. F. W.: The mitotic cycle. London: Butterworth Sci. Publ. 1952.

Igarashi, M.: Zit. Carsten, P.-M., Zur Morphologie des Cervixsekretes. Berl. Med. **14**, 560 (1963).

Jacobj, W.: Über das rhythmische Wachstum der Zelle durch Verdopplung ihres Volumens. Wilhelm Roux' Arch. Entwickl.-Mech. Org. **106**, 124—192 (1925).

— Volumetrische Untersuchungen an den Zellkernen des Menschen und das allgemeine Problem der Zellkerngröße. Verh. anat. Ges. **40**, 236—247 (1931).

— Die Zellkerngröße beim Menschen. Z. mikr.-anat. Forsch. **38**, 161—240 (1935).

— Die Bedeutung von Maß und Zahl im Leben der Zelle. Naturw. Rdsch. 1, 354—361 (1948).

Kiszély, G., Pósalaky, Z.: Mikrotechnische und histochemische Untersuchungsmethoden. Budapest: Akademiai Kiado 1962.

Koeppen, A.: Kernvolumenmessungen mit dem Teilchengrößen-Analysator und die Anwendung der Häufigkeitsanalyse auf Zellkern-Mischkollektive. Inaug.-Diss. Göttingen 1963.

Kramer, H., Windrum, G. M.: The metachromatic staining reaction. J. Histochem. Cytochem. **3**, 227—237 (1955).

Krantz, H.: Die Kerngröße und ihre Abhängigkeit von äußeren und inneren Faktoren. Z. Zellforsch. **35**, 425—475 (1951).

Kruszynski, J.: The microincineration technique and its results. In: Graumann, W., u. K. Neumann (Hrsg.), Handbuch der Histochemie, Bd. I/2. Jena: Fischer 1966a.

— Microincineration for demonstration of mineral elements in tissues. Acta histochem. (Jena) **3** (Suppl.), 191—202 (1966).

Landing, B. H., Hall, H. E.: Selective demonstration of histidine. Stain Technol. **31**, 197—200 (1956).

Liesegang, R. E.: Mikrotomschnitt-Veraschung. Z. wiss. Mikr. **57**, 25—37 (1940/41 a).
— Eine Hemmung der Formalinfixierung. Z. wiss. Mikr. **57**, 162—163 (1940/41 b).
— Feinbau und Anfärbbarkeit. Z. wiss. Mikr. **57**, 307—309 (1940/41 c).
Lillie, R. D., Greco, J.: Malt diastase and ptyalin in place of saliva in the identification of glycogen. Stain Technol. **22**, 67 (1947).
Linden, W. A., Castano y Almendral, A., Frischkorn, R.: Karyometrische Untersuchungen am Walker-Karzinom nach Einzeitbestrahlung mit verschiedenen Dosen ^{60}Co-Gamma- bzw. 200 kV-Röntgenbestrahlung. Strahlentherapie **123**, 1—12 (1964).
Lindner, J. (Hrsg.): Histochemische Methodik des Nachweises von Polysaccharidkomponenten in Schleimstoffen und Grundsubstanzen. Acta histochem. (Jena) **5** (Suppl.), 72—114 (1965).
Linsbach, A. J.: Quantitative Biologie und Morphologie des Wachstums. In: Büchner, F., E. Letterer u. F. Roulet (Hrsg.), Handbuch der allgemeinen Pathologie, Bd. VI/1. Berlin-Göttingen-Heidelberg: Springer 1955.
Lipp, W.: Histochemische Methoden. I.—XX. München: R. Oldenbourg 1954—1966.
Lison, L.: Etudes sur la metachromasie. Colorants métachromatiques et substances chromotropes. Arch. Biol. (Liège) **46**, 599—668 (1935).
— Histochimie et cytochimie animales. Paris: Gauthier-Villar 1953.
— Alcian blue 8 G with chlorantine fast red. 5 B. A technique for selective staining of mucopolysaccharides. Stain Technol. **29**, 131—138 (1954).
Ljubetzki, N. S.: Die anatomischen Veränderungen des Uterus in den verschiedenen Altersstufen. Inaug.-Diss. St. Petersburg 1901.
Loeb, J.: Protein and the theory of colloidal behaviour, 2nd ed. New York: Internat. Chemical Series 1924.
Luksch, R., Mandausová, K., Reisenauer, K.: Unveröffentlichte Studie. Zit. Peter, R., u. K. Veselý, Kindergynäkologie, S. 21. Leipzig 1966.
Maltez, C. A.: Contribucão ão estudo do epithelio cervical. An. bras. Ginec. **54**, 90—130 (1955).
Mancini, R. E.: Zit. Lipp, W., Histochemische Methoden, Bd. VIII, S. 21. München: R. Oldenbourg 1955.
Masshoff, W.: Die physiologische Regeneration. In: Büchner, F., E. Letterer u. F. Roulet (Hrsg.), Handbuch der allgemeinen Pathologie, Bd. VI/1. Berlin-Göttingen-Heidelberg: Springer 1955.
McManus, J. F. A.: Histological and histochemical use of periodic acid. Stain Technol. **23**, 99—108 (1948).
— Cason, J. E.: Carbohydrate histochemistry studied by acetylation techniques. J. exp. Med. **91**, 651—654 (1950).
McSweeny, D. J., Sbarra, A. J.: A new cervical mucus test for hormone appraisal. Amer. J. Obstet. Gynec. **88**, 705—709 (1954).
Meinrenken, H.: Die Cervixveränderungen in der Schwangerschaft. Arch. Gynäk. **187**, 501—518 (1956).
Meyer, K. H., Jeanloz, R. W.: Recherches sur l'amidon. XXV. Le glycogène du muscle natif. Helv. chem. Acta **26**, 1784—1798 (1943).
Meyer, R.: Die Epithelentwicklung der Cervix und der Portio vaginalis uteri und die Pseudoerosio congenita. Arch. Gynäk. **91**, 579—597 (1910).
— Die pathologische Anatomie der Gebärmutter. In: Henke, F., u. O. Lubarsch (Hrsg.), Handbuch der speziellen pathologischen Anatomie und Histologie, Bd. VII/1. Berlin: Springer 1930.
Michaelis, L.: The nature of the interaction of nucleic acids and nuclei with basic dye stuffs. Cold Spr. Harb. Symp. quant. Biol. **12**, 131—142 (1947).
— Garnick, S.: Metachromasy of basic dye stuffs. J. Amer. chem. Soc. **67**, 1212—1219 (1945).
Moghissi, K. S., Neuhaus, O. W.: Composition and properties of human cervical mucus. Amer. J. Obstet. Gynec. **83**, 149—155 (1962).
Montgomery, D. W.: Der Zeiss TGZ 3 bei der Entwicklung künstlicher Latex-Polymere. Zeiss Werkzschr. **44**, 57—59 (1962).
Moricard, F., Moricard, R.: Sécrétion cervical humaine. Gynéc. et. Obstét **59**, 416—420 (1960).
Moricard, R.: Modification cytologiques ultrastructurales provoqués par certains equilibre hormonaux dans la muqueuse uterine corporeale humain. Arch. Gynäk. **203**, 85—106 (1966).

Müller, H. G.: Die Entwickluntg der Größenverhältnisse in der Leber. Z. mikr.-anat. Forsch. **41**, 296—320 (1937).

Müller, W.: „Karzinoid" in der Uterusschleimhaut. Zbl. allg. Path. path. Anat. **87, 438** (1951).

Nagel, W.: Über die Entwicklung des Urogenitalsystems des Menschen. Arch. mikr. Anat. **34**, 269—280 (1889).

— Über die Entwicklung der inneren und äußeren Genitalien beim menschlichen Weibe. Arch. Gynäk. **45**, 453—467 (1894).

Naora, H.: Microspectrophotometry in visible light range. In: Graumann, W., u. S. K. Neumann (Hrsg.), Handbuch der Histochemie, Bd. I/1. Stuttgart: Fischer 1958.

Nelson, H. E. (Hrsg.): Mitchell-Nelson's textbook of pediatrics, 5th ed. Philadelphia: W. B. Saunders 1950.

Ober, K. G., Schneppenheim, P., Hamperl, H., Kaufmann, C.: Die Epithelgrenze im Bereich des Isthmus uteri. Arch. Gynäk. **190**, 346—383 (1958).

Odeblad, E.: The functional structure of human cervical mucus. Acta obstet. gynec. scand. **47** (Suppl.), 59—79 (1968).

Olcott, H. S., Fraenkel-Conrat, H.: Specific group reagents for proteins. Chem. Rev. **41**, 151—153 (1947).

Papanicolaou, G. N., Traut, H., Marchetti, A.: The epithelia of woman's reproductive organs. New York: Commonwealth Fund 1948.

Pearse, A. G. E.: Histochemistry. Theoretical and applied, 2nd ed. London: J. and A. Churchill 1961.

Peter, R., Veselý, K.: Kindergynäkologie. Leipzig 1966.

Peters, K.: Periodische Wachstumsrhythmen tierischer und pflanzlicher Zellkerne. Z. Zellforsch. **37**, 513—533 (1952).

Peterson, M. R., Leblond, C. P.: The Golgi region as the site of synthesis of complex carbohydrates. In: VIII. Internat. Anatomenkongr. Stuttgart: G. Thieme 1965.

Philipp, E.: Die Schwangerschaftsveränderungen der Genitalorgane beim weiblichen Neugeborenen. Z. Gynäk. **62**, 1—8 (1938).

Philippoff, W.: Oberflächenspannung. Mononukleare Schichten. Viscositäten disperser Systeme. In: Kuhn, A (Hrsg.), Kolloidchemisches Taschenbuch. Leipzig: Geest & Portig 1953.

Pischinger, A.: Zit. Kiszély, G., u. Z. Pósalaky, Mikrotechnische und histochemische Untersuchungsmethoden, S. 241. Budapest: Akademiai Kiado 1964.

Pistofidis, A.: Über Plattenepithelknötchen in hyperplastischen Drüsen der Corpusschleimhaut des Uterus. Zbl. Gynäk. **62**, 2709—2719 (1938).

Podleschka, K.: Das geburtshilfliche Gutachten im Vaterschaftsprozeß. In: Schwalm, H., u. G. Döderlein (Hrsg.), Klinik der Frauenheilkunde und Geburtshilfe, Bd. V. München-Berlin-Wien: Urban & Schwarzenberg 1966.

Policard, A.: Sur une méthode de microincinération applicable aux recherches histochimiques. Bull. Soc. chim. Fr. IV, **33**, 1551—1558 (1923a).

— La minéralisation des coupes histologiques par calcination et son intérês comme méthode histochimique générale. C. R. Acad. Sci. (Paris) **176**, 1012—1014 (1923b).

— Méthode de détection et l'étude des particules minérales dans les tissus, spécialement le tissu pulmonaire. Bull. Histol. appl. **7**, 129—131 (1930).

— Die Mikroveraschung. Arch. exp. Zellforsch. **11**, 375—376 (1931).

— Okkels, H.: Die Mikroveraschung (Mikrospodographie) als histochemische Hilfsmethode. In: Abderhalden, E., Handbuch der biologischen Arbeitsmethoden, Bd. V/2,II. Berlin-Wien: Urban & Schwarzenberg 1932.

— Pillet, D.: Sur la richesse du noyau cellulaire en composés calciques. C. R. Soc. Biol. (Paris) **98**, 1350—1351 (1928).

Pommerenke, W. T.: Some biochemical aspects of the cervical secretion. Ann. N.Y. Acad. Sci. **97**, 581—590 (1962).

Puff, A.: Methode zur planimetrischen Kernvolumenbestimmung an uneinheitlichem Kernmaterial. Z. wiss. Mikr. **61**, 210—212 (1952/53).

Randerath, E.: Beitrag zur Frage der sogenannten Karzinoide des Uterus. Zbl. allg. Path. path. Anat. **91**, 373—380 (1954).

Ravetto, C.: Alcian blue — alcian yellow: a new method for the identification of different acid groups. Stain Technol. **38**, 44—45 (1963).

Robertis, E. D. P. de, Nowinski, W. W., Saez, F. A.: General cytology. Philadelphia-London: W. B. Saunders 1948.

Romeis, B.: Mikroskopische Technik, 15. Aufl. München: Leibniz 1948.

Románhyi, G.: Über die submikroskopische strukturelle Grundlage der metachromatischen Reaktion. Acta histochem. (Jena) **15**, 201—233 (1963).

Rosenthal, A. H., Hellman, L. M.: The epithelial changes in the fetal cervix including the role of the "reserve-cells". Amer. J. Obstet. **64**, 260—270 (1952).

Runge, H., Ebner, H., Lindenschmidt, W.: Vorzüge der kombinierten Alcianblau-Perjodsäure-Schiff-Reaktion für die gynäkologische Histopathologie. Dtsch. med. Wschr. 1525—1529 (1956).

Sakaguchi, S.: Zit. Lipp, W., Histochemische Methoden, Bd. III, S. 1. München: R. Oldenbourg 1954.

Scammon, R. E.: The prenatal growth and natal involution of the human uterus. Proc. Soc. exp. Biol. (N.Y.) **23**, 687—690 (1926).

Scheibe, G., Zanker, V.: Physiko-chemische Grundlagen der Metachromasie. Acta histochem. (Jena) **1** (Suppl.), 6—16 (1958).

Schmidt-Matthiesen, H.: Histochemische Studien am normalen menschlichen Endometrium. Habil.-Schr. Göttingen 1961.

— Histochemie. In: Schmidt-Matthiesen, H. (Hrsg.), Das menschliche Endometrium. Stuttgart: G. Thieme 1963.

Schneppenheim, P., Hamperl, H., Kaufmann, C., Ober, K. G.: Die Beziehung des Schleimepithels zum Plattenepithel an der Cervix uteri im Lebenslauf der Frau. Arch. Gynäk. **190**, 303—345 (1958).

Schridde, H.: Zit. Meyer, R., in: Henke, F., u. O. Lubarsch (Hrsg.), Handbuch der speziellen Anatomie und Histologie, Bd. VII/1, S. 176. Berlin: Springer 1930.

Schröder, R.: Der Uterus im Fetal- und Kindesalter. In: Möllendorff, W. v. (Hrsg.), Handbuch der mikroskopischen Anatomie, Bd. VII/1. Berlin: Springer 1930.

Schultz-Brauns, O.: Histotopochemische Untersuchungen an krankhaft veränderten Organen unter Anwendung der Schnittveraschung. Virchows Arch. path. Anat. **273**, 1—50 (1929).

Scott, G. H.: Topographic similarities between materials revealed by ultraviolet light photomicrography of living cells and by microincineration. Science (N.Y.) **76**, 148—150 (1932).

— Microincineration. In: Cowdry, E. V. (Hrsg.), Laboratory technique in biology and medicine, 3rd ed. Baltimore: Williams & Wilkins 1952.

Scott, H. R., Clayton, B. P.: A comparison of the staining affinities of aldehydfuchsin and the Schiff reagent. J. Histochem. Cytochem. **1**, 336—352 (1953).

Sheppard, S. E., Geddes, A. J.: Quantitative examination of the dimerisation hypothesis. J. Amer. chem. Soc. **66**, 2003—2009 (1944).

Shettles, L. B.: Klinische Fortschritte in der Gynäkologie. Wien: Urban & Schwarzenberg 1954.

— Dische, Z., Osmos, M.: Neutral mucopolysaccharides of the human cervical mucus. J. biol. Chem. **192**, 589 (1951).

Siegel, P.: Histochemische Untersuchungen an den Schleimstoffen der Cervix uteri. Z. Geburtsh. Gynäk. **167**, 37—41 (1967).

Siegert, F.: Zur Frage der Epithelmetaplasie der Korpusschleimhaut. Zbl. Gynäk. **61**, 2653—2655 (1937).

Sjövall, A.: Untersuchungen über die Schleimhaut der Cervix uteri. Acta obstet. gynec. scand. **18** (Suppl.), 13—203 (1938).

Spencer, B., Sunseri, L. Z., Sunseri, S. G.: Electrophoretic examination of human cervical mucus from normal, pregnant and carcinomatous patients. Clin. chim. Acta **2**, 485—490 (1957).

Spicer, S. S.: Différentiation histochimique de plusieurs types de mucopolysaccharides sulfatés chez les rongeurs. In: 1. Congr. internat. d'histochimie. Paris: Pergamon Press 1960a.

— A correlative study of histochemical properties of rodent acid mucopolysaccharides. J. Histochem. Cytochem. **8**, 18—36 (1960b).

Stegner, H. E.: Elektronenmikroskopische Untersuchungen zur Frage der indirekten Metaplasie des Cervixepithels. Vortrag auf der V. Akadem. Tagg deutschsprechender Professoren und Privatdozenten, Graz 1968.

Steedman, H. F.: Alcian blue 8G. A new stain for mucin. Quart. J. micr. Sci. **91**, 477—479 (1950).

Stieve, H.: Der Halsteil der menschlichen Gebärmutter. Leipzig: Akad. Verlagsges.m.b.H. 1927.

Stöber, W., Witt, H.-J., Arnold, M.: Teilchengrößenmessungen an anorganischen und biologischen Partikeln. Zeiss Mitt. **8**, 281 (1962).

Strauss, G.: Die Anwendung von Aldehydfuchsin und Methylviolett in der histochemischen Abrasionsdiagnostik. Zbl. Gynäk. **85**, 644—652 (1963).

— Hiersche, H.-D.: Untersuchungen zur Problematik der histochemischen Fermentlokalisation in der Plazenta. Arch. Gynäk. **198**, 187—190 (1962).

— — Zur Frage der sogenannten Plattenepithelknötchen im Endometrium. Geburtsh. u. Frauenheilk. **23**, 142—152 (1963a).

— — Zur Frage der Adenokankroide (Adenoakanthome) des Corpus uteri. Geburtsh. u. Frauenheilk. **23**, 736—748 (1963b).

— — Zur Frage der prätherapeutischen Lokalisation drüsenbildender Uteruskarzinome. Arch. Gynäk. **204**, 213 (1967).

Švajger, A.: Über den Begriff und die Definition der apokrinen Sekretion. In: VIII. internat. Anatomenkongr., S. 117. Stuttgart: G. Thieme 1965.

Sylvén, B.: Metachromatic dye-substrate interactions. Quart. J. micr. Sci. **95**, 327—358 (1954).

— The ground substance of connective tissue and cartilage. In: Bourne, G. H. (Hrsg.), The chemistry and physiology of bone. New York: Academic Press 1956.

— On the interaction between metachromatic dyes and various substrates of biological interest. Acta histochem. (Jena) **1** (Suppl.), 79—83 (1958).

Themann, H., Schünke, W.: Die Feinstrukturen der Drüsenepithelien des menschlichen Endometriums. (Elektronenoptische Mikroskopie.) In: Schmidt-Matthiesen, H. (Hrsg.), Das normale menschliche Endometrium. Stuttgart: G. Thieme 1963.

Tietze, K. W., Inthraphuvasak, J., Hiersche, H.-D.: Zur Kerngrößenbestimmung mit dem Teilchengrößenanalysator. Z. Labortechn. (Berl.) (im Druck).

Villas, E.: Über die Entwicklung des Müllerschen Hügels und des Hymen beim Menschen. Z. Anat. Entwickl.-Gesch. **101**, 752—767 (1933).

Voss, H.: Die Kerngrößenverhältnisse in der Leber der weißen Maus. Z. Zellforsch. **7**, 187—200 (1928).

— Die Volumenbestimmung kugelförmiger Kerne mit der indirekten Planimetermethode. Anat. Anz. **98**, 41—46 (1951/52).

Watzka, M.: Epithel und Lymphozyten. Anat. Anz. **75** (Suppl.), 150—158 (1932).

— Zellen mit spezialen Funktionen. In: Büchner, F., E. Letterer u. F. Roulet (Hrsg.), Handbuch der allgemeinen Pathologie, Bd. II/1. Berlin-Göttingen-Heidelberg: Springer 1955.

— Normale Entwicklungsgeschichte der Gonaden und der Geschlechtsstränge. In: Overzier, C. (Hrsg.), Die Intersexualität. Stuttgart: G. Thieme 1961.

Weibel, E. R., Elias, H. (Hrsg.): Quantitative Methoden in der Morphologie. Berlin-Heidelberg-New York: Springer 1967.

Wepler, W.: Untersuchungen über den Gesamtaschegehalt normaler und pathologischer großer Arterien. Virchows Arch. path. Anat. **295**, 546—562 (1935).

Wermel, E. M., Ignatjewa, Z. P.: Studien über Zellengrößen und Zellwachstum. I. Mitt.: Über die Größenvariabilität der Zellkerne verschiedener Gewebsarten. Z. Zellforsch. **16**, 674—688 (1932a).

— — Studien über Zellengrößen und Zellwachstum. II. Mitt.: Über die Veränderung der Zellgröße bei Gewebsexplantation. Z. Zellforsch. **16**, 689—706 (1932b).

Williamson, M. B., Gulick, A.: Zit. Hintzsche, E., Das Aschebild tierischer Gewebe und Organe, S. 24. Berlin-Göttingen-Heidelberg: Springer 1956.

Willstätter, R., Rodenwald, M.: Über den Zustand des Glykogens in der Leber, im Muskel und in Leukozyten. Hoppe-Seylers Z. physiol. Chem. **225**, 103—124 (1943).

Wilson, K.: Diskussionsbemerkung zum Vortrag Fluhmann, C. F. Amer. J. Obstet. Gynec. **74**, 766 (1957).

Witt, H.-J.: Vergleichende Zellkerngrößenbestimmungen am Genitale und Mundepithelabstrich der Frau. Habil.-Schr. Göttingen 1961.

— Über Kerngrößenbestimmungen während des weiblichen Zyklus. Geburtsh. u. Frauenheilk. **22**, 473 (1962).

— Karyometrie. In: Schmidt-Matthiesen, H. (Hrsg.), Das menschliche Endometrium. Stuttgart: G. Thieme 1963.

Wollner, A.: The histologic correlation of endometrial and cervical biopsies with comments on the etiology of endometritis. Amer. J. Obstet. Gynec. **36**, 10—21 (1938).

Worley, L. G.: The Golgi apparatus. In: Worley, L. G., and H. W. Spater, The cytoplasmatic cytology of sarcoma. Brooklyn, N.Y.: Brooklyn College 1950.

Wüstenfeld, E.: Experimentelle Beiträge zur Frage der Volumenänderungen und Eindringdauer in der histologischen Technik. I. Mitt. Z. wiss. Mikr. **62**, 241—247 (1955).

— Experimentelle Beiträge zur Frage der Volumenänderungen und Eindringdauer in der histologischen Technik. II. und III. Mitt. Z. wiss. Mikr. **63**, 7—15 (1956a).

— Experimentelle Beiträge zur Frage der Volumenänderungen und Eindringdauer in der histologischen Technik. IV. und V. Mitt. Z. wiss. Mikr. **63**, 86—102 (1956b).

— Experimentelle Beiträge zur Frage der Volumenänderungen und Eindringdauer in der histologischen Technik. VI. Mitt. Z. wiss. Mikr. **63**, 193—209 (1957).

— Persönliche Mitteilung 1967; 1968.

— Über das Kernwachstum verschiedener Organe in der perinatalen Entwicklungsphase. Anat. Anz. **120** (Suppl.), 25—27 (1967).

— Kattner, W.: Karyometrische Untersuchungen an foetalen und postpartalen Nebennieren (Meerschweinchen). (In Vorbereitung.)

Yasuma, A., Ichikawa, T.: Zit. Lipp, W., Histochemische Methoden, Bd. VI, S. 7. München: R. Oldenbourg 1955.

Zinkant, W.: Histotopochemische Untersuchungen über die Schwankungen des Kalkgehaltes in den Arterien des Uterus. Virchows Arch. path. Anat. **281**, 911—931 (1931).

Sachverzeichnis

… Ergebnisse der Anatomie und Entwicklungsgeschichte
Advances in Anatomy, Embryology and Cell Biology
Revues d'anatomie et de morphologie expérimentale
Springer-Verlag·Berlin·Heidelberg·New York

This journal publishes reviews and critical articles covering the entire field of normal anatomy (cytology, histology, cyto- and histochemistry, electron microscopy, macroscopy, experimental morphology and embryology and comparative anatomy). Papers dealing with anthropology and clinical morphology will also be accepted with the aim of encouraging co-operation between anatomy and related disciplines.

Papers, which may be in English, French or German, are normally commissioned, but original papers and communications may be submitted and will be considered so long as they deal with a subject comprehensively and meet the requirements of the Ergebnisse.

For speed of publication and breadth of distribution, this journal appears in single issues which can be purchased separately; 6 issues constitute one volume.

It is a fundamental condition that manuscripts submitted should not have been published elsewhere, in this or any other country, and the author must undertake not to publish elsewhere at a later date.

25 copies of each paper are supplied free of charge.

Les résultats publient des sommaires et des articles critiques concernant l'ensemble du domaine de l'anatomie normale (cytologie, histologie, cyto et histochimie, microscopie électronique, macroscopie, morphologie expérimentale, embryologie et anatomie comparée. Seront publiés en outre les articles traitant de l'anthropologie et de la morphologie clinique, en vue d'encourager la collaboration entre l'anatomie et les disciplines voisines.

Seront publiés en priorité les articles expressément demandés nous tiendrons toutefois compte des articles qui nous seront envoyés dans la mesure où ils traitent d'un sujet dans son ensemble et correspondent aux standards des «Résultats». Les publications seront faites en langues anglaise, allemande et française.

Dans l'intérêt d'une publication rapide et d'une large diffusion les travaux publiés paraitront dans des cahiers individuels, diffusés séparément: 6 cahiers forment un volume.

En principe, seuls les manuscrits qui n'ont encore été publiés ni dans le pays d'origine ni à l'étranger peuvent nous être soumis. L'auteur d'engage en outre à ne pas les publier ailleurs ultérieurement.

Les auteurs recevront 25 exemplaires gratuits de leur publication.

Die Ergebnisse dienen der Veröffentlichung zusammenfassender und kritischer Artikel aus dem Gesamtgebiet der normalen Anatomie (Cytologie, Histologie, Cyto- und Histochemie, Elektronenmikroskopie, Makroskopie, experimentelle Morphologie und Embryologie und vergleichende Anatomie). Aufgenommen werden ferner Arbeiten anthropologischen und morphologisch-klinischen Inhaltes, mit dem Ziel die Zusammenarbeit zwischen Anatomie und Nachbardisziplinen zu fördern.

Zur Veröffentlichung gelangen in erster Linie angeforderte Manuskripte, jedoch werden auch eingesandte Arbeiten und Originalmitteilungen berücksichtigt, sofern sie ein Gebiet umfassend abhandeln und den Anforderungen der „Ergebnisse" genügen. Die Veröffentlichungen erfolgen in englischer, deutscher oder französischer Sprache.

Die Arbeiten erscheinen im Interesse einer raschen Veröffentlichung und einer weiten Verbreitung als einzeln berechnete Hefte; je 6 Hefte bilden einen Band.

Grundsätzlich dürfen nur Manuskripte eingesandt werden, die vorher weder im Inland noch im Ausland veröffentlicht worden sind. Der Autor verpflichtet sich, sie auch nachträglich nicht an anderen Stellen zu publizieren.

Die Mitarbeiter erhalten von ihren Arbeiten zusammen 25 Freiexemplare.

Manuscripts should be addressed to/Envoyer les manuscrits à/Manuskripte sind zu senden an:

Prof. Dr. A. BRODAL, Universitetet i Oslo, Anatomisk Institutt, Karl Johans Gate 47 (Domus Media), Oslo 1/Norwegen.

Prof. W. HILD, Department of Anatomy, The University of Texas Medical Branch, Galveston, Texas 77550 (USA).

Prof. Dr. R. ORTMANN, Anatomisches Institut der Universität, 5 Köln-Lindenthal, Lindenburg.

Prof. Dr. T.H. SCHIEBLER, Anatomisches Institut der Universität, Koellikerstraße 6, 87 Würzburg.

Prof. Dr. G. TÖNDURY, Direktion der Anatomie, Gloriastraße 19, CH-8006 Zürich.

Prof. Dr. E. WOLFF, Collège de France, Laboratoire d'Embryologie Expérimentale, 49 bis Avenue de la belle Gabrielle, Nogent-sur-Marne 94/France.